당뇨병은
완치될 수 있다!

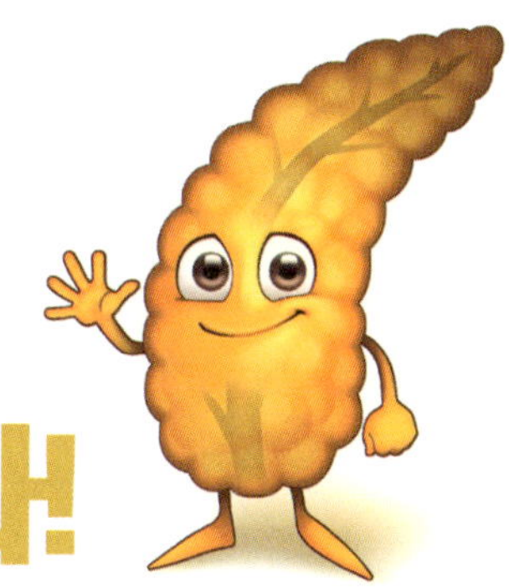

PANCREAS TRANSPLANTATION

당뇨병 완치에 이르는 길:

췌장이식의 기적

한덕종 | 서울아산병원 신장 · 췌장이식팀

저 자 (가나다 순)

- 고영민 : 서울아산병원 신장 · 췌장이식외과 전임의
- 권현욱 : 서울아산병원 신장 · 췌장이식외과 조교수
- 김동현 : 서울아산병원 신장 · 췌장이식외과 전임의
- 김영훈 : 서울아산병원 신장 · 췌장이식외과 부교수
- 신 성 : 서울아산병원 신장 · 췌장이식외과 부교수
- 이혜주 : 서울아산병원 신장 · 췌장이식외과 약사
- 장혜연 : 서울아산병원 신장 · 췌장이식외과 간호사
- 정창희 : 서울아산병원 내분비내과 부교수
- 정주희 : 서울아산병원 신장 · 췌장이식외과 간호사
- 차현송 : 서울아산병원 신장 · 췌장이식외과 간호사
- 한덕종 : 서울아산병원 신장 · 췌장이식외과 교수
- 홍정자 : 서울아산병원 장기이식센터 전담간호사

참고 자료 출처

1. 질병관리본부 국립장기조직혈액관리원 통계
(https://www.konos.go.kr/konosis/common/bizlogic.jsp)
2. 서울아산병원 장기이식센터 홈페이지 장기이식실적
(http://organ.amc.seoul.kr/asan/depts/organ/K/deptMain.do#tBoard10)
3.『장기이식과 간호』, 하희선 외 9명 지음, 계축문화사, 2019.11

머리말 당뇨병은 완치될 수 있다.

당뇨병은 췌장에서의 인슐린 분비나 그 작용이 제대로 이뤄지지 않아 생기는 질환이다. 우리 몸속의 포도당 농도를 적절히 유지해주는 인슐린이 제 역할을 하지 못하는 상태가 지속되면 혈관과 장기에 여러 가지 합병증이 유발된다. 시력장애, 감각 이상, 손발 저림, 운동장애 현상에 이어 만성신부전증과 동맥경화, 심근경색에까지 이를 수 있는 것이다.

이처럼 환자의 생존마저 위협하는 당뇨병의 일반적인 치료방법은 인슐린의 분비를 돕는 약물을 쓰거나 인슐린을 직접 투여하는 것이다. 그러나 합병증이 심각하게 악화되면 이런 치료법만으론 한계에 다다를 수밖에 없다.

현재 당뇨병의 완치에 도달할 수 있는 근본적인 치료법이자 유일한 방법은, 기능이 떨어진 췌장의 역할을 대신 해줄 수 있는 건강한 췌장을 이식해주는 것이다. 다시 말해, 췌장이식을 통한 당뇨병 완치의 개념은 만성 신부전증 환자가 신장을 이식받음으로써 완쾌되는 것과 같은 맥락이라고 할 수 있다.

태어난 지 2년 만에 제1형 당뇨병이 발병하여, 하루 두 번씩 인슐린 주사를 맞아야 했던 소년이 대표적인 경우이다. 소년은 갖가지 합병증에 시달리며 평생 인슐린 주사를 맞아야 했고, 혈당관리를 엄격하게 하지 않으면 자칫 중년을 넘기기도 힘든 상황이었다. 그러나 소년은 열일곱 살 되던 해에 췌장이식 수술에 성공한 덕분에 지긋지긋한 인슐린 주사를 맞지 않아도 되고 과자나 사탕도 마음껏 먹을 수 있게 되었다.

이 사례에서 알 수 있듯이 췌장이식 수술은 혈당조절이 잘 되지 않거나 합병증이 나타나기 시작한 제1형 당뇨 환자에게 가장 효과적이며 근본적인 치료법이다.

또한 당뇨병으로 인한 만성 신부전증으로 신장이식을 할 경우, 췌장을 동시에 이식해주면 인슐린의 분비와 작용이 정상화되어 당뇨병으로부터 해방될 수 있다.

이 책에는 당뇨병의 원인과 치료방법, 그리고 췌장이식과 관련한 상세 정보들이 담겨 있다.

1992년 국내 최초 뇌사자 신 · 췌장 동시 이식 및 췌장 단독 이식을 시행한 이래 국내 최다로 수술 경험을 축적한 명의 한덕종 교수와 서울아산병원 신 · 췌장 이식팀은 당뇨병과 그 합병증으로 고통 받는 환자들이 치료의 여러 방법을 고려하여 최선의 선택으로 완치에 이르기를 바라는 마음에 이 책을 엮었다.

여기에 수록된 정보들을 잘 활용하여 부디 환자들이 건강과 평안을 되찾는 날이 앞당겨지기를 기대한다.

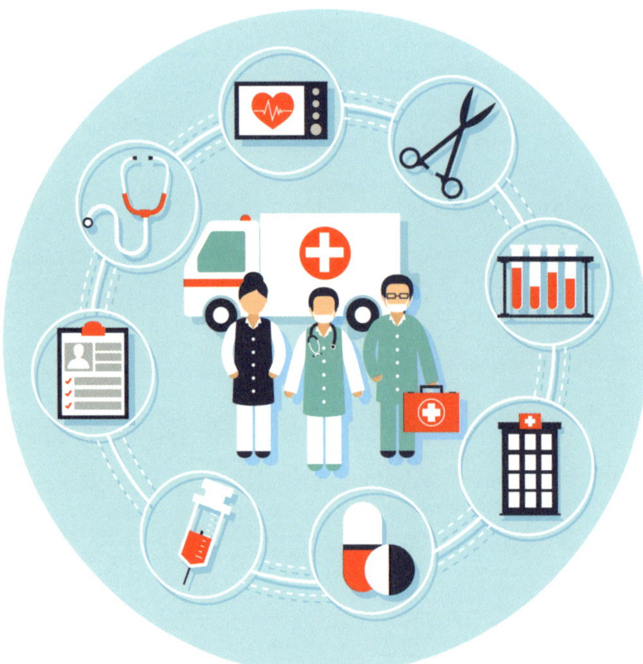

목차

제1장
당뇨병과 췌장

제2장
당뇨병 완치에 이르는 길

제3장
새로운 삶을 맞이하며

제4장
췌장이식 A to Z

제1장
당뇨병과 췌장

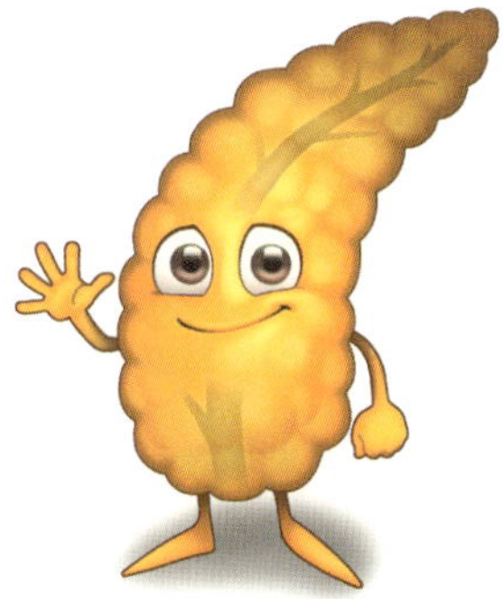

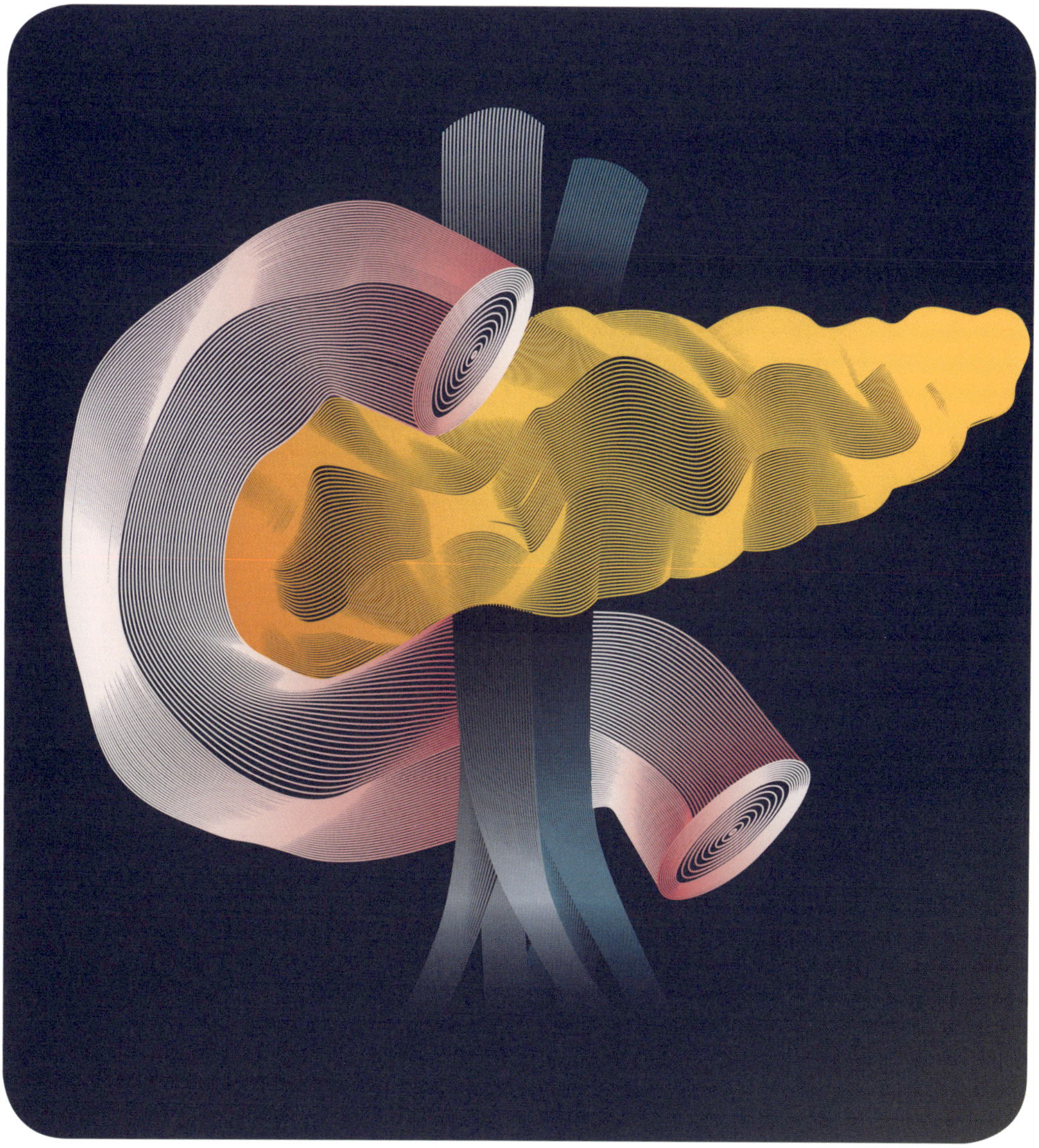

제1장 당뇨병과 췌장

1. 당뇨병이란?

1) 당뇨병의 원인과 종류

우리 몸은 공복 시나 식사 후에 혈액 내 포도당(혈당)의 농도를 일정 범위 내로 유지시켜주는 기능을 갖고 있다. 음식 섭취가 없는 공복 시에는 혈당이 너무 낮게 떨어지지 않도록 조절하고 식사 후에는 섭취된 영양소를 근육이나 지방 및 간에서 에너지원으로 사용하거나 남는 에너지를 지방 또는 당원(글리코겐)의 형태로 저장함으로써 혈액 내에 너무 많은 포도당이 존재하지 않게 한다. 이처럼 혈액 내 포도당의 농도가 적절하게 유지되려면 췌장에서 분비되는 인슐린이라는 호르몬이 중심 역할을 잘 해주어야 한다.

당뇨병은 이러한 인슐린의 분비와 작용이 제대로 이뤄지지 않아 여러 혈관 및 장기에 문제를 일으킬 수 있는 질환이다.

당뇨병이 발생하는 원인은 다양하지만 현재는 크게 4가지로 분류해 구분하고 있다.

(1) 제1형 당뇨병

(2) 제2형 당뇨병

(3) 임신성 당뇨병

(4) 기타 원인에 의한 당뇨병

(이 책에서는 당뇨병의 대부분을 차지하고 있는 제1형 및 제2형 당뇨병에 대해 다루기로 한다.)

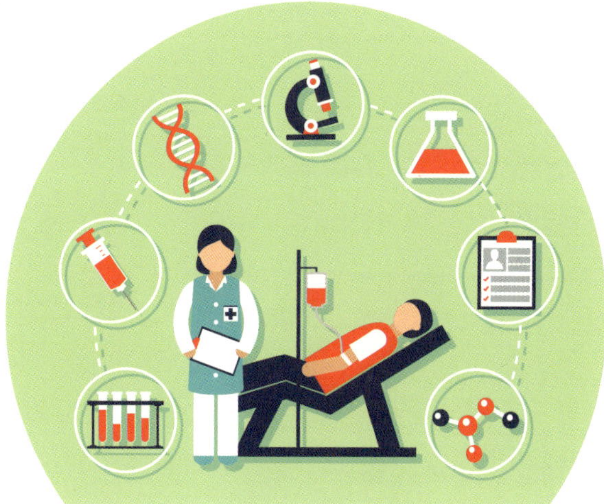

제1형 당뇨병은 과거에 '소아 당뇨병' 혹은 '인슐린 의존형 당뇨병' 이라고도 불렸다. 하지만 현재는 연령이나 인슐린 사용 유무로 당뇨병을 분류하진 않는다. 제2형 당뇨병에도 인슐린 의존형인 경우가 있고 제1형 당뇨병 또한 소아나 청소년에만 국한되지 않고 전 연령에서 발생할 수 있기 때문이다.

제1형 당뇨병은 췌장 내 인슐린 분비 공장인 베타세포가 선택적으로 파괴되어 인슐린 부족 현상을 초래함으로써 우리 몸 안의 포도당이 정상적인 작용을 못하는 상태이다. 췌장의 베타 세포가 파괴되는 원인은 아직 확실하지 않지만 대부분 우리 몸의 면역 세포가 베타 세포를 공격하는 소위 '자가 면역 기전' 에 기인하는 것으로 알려져 있다. 이러한 '자가 면역 기전' 이 활성화되는 이유 또한 명확히 밝혀지진 않았다. 아마도 출생 전 '유전적 소인' 과 출생 후 여러 가지 '환경적 요소' 가 복합적으로 결합하여 발생하는 것으로 추측하고 있다.

하지만 모든 제1형 당뇨병이 '자가 면역 기전' 때문만은 아니며, 그 원인을 알 수 없는 경우도 흔히 발생한다. 이를 '특발성 제1형 당뇨병' 이라 일컫는데, 치료와 예후에 있어서는 '자가 면역 기전' 에 의한 사례와 크게 다르지 않다. 공통적으로 제1형 당뇨병 환자는 생존을 위해 어떤 방법으로든 인슐린 공급(약물과 주사를 통한 외부에서의 인슐린 주입 혹은 췌장이식과 같은 내부에서의 인슐린 공급)이 반드시 필요하다.

제2형 당뇨병은 제1형 당뇨병에 비해 그 원인이 더 복합적이며 치료 방법 또한 환자에 따라 매우 다양하다. 과거엔 제2형 당뇨병을 '성인형 당뇨병' 또는 '비인슐린 의존형 당뇨병' 이라고도 불렀으나 성인뿐 아니라 소아·청소년에게도 발병할 수 있고 때로는 인슐린 공급 치료가 필요한 경우도 있어 현재 그 용어는 사용하지 않는다.

제2형 당뇨병의 원인은 8~11가지로 복잡하게 나뉘는데, 크게 두 가지로 요약할 수 있다.

첫 번째는 포도당의 이용 및 저장을 관장하는 인슐린의 분비에 문제가 생겨 발생하는 '상대적 인슐린 결핍' 현상이다. 이는 제1형 당뇨병과 비슷한 '절대적 인슐린 부족' 상태가 되어 매우 위험한 결과를 초래할 수 있기에 당뇨병 치료는 물론 환자의 생존을 위해서도 내부 혹은 외부에서의 인슐린 공급이 필수적이다.

두 번째로 인슐린의 작용이 원활하게 이뤄지지 않음으로써 발생하는 '인슐린 저항성' 현상이다. 제2형 당뇨병의 주요 원인으로 꼽히며 우리 몸이 비만해질 경우 발병 위험이 높아진다.

2) 당뇨병의 치료법과 예방법

제1형 당뇨병의 근본적인 치료법은 '인슐린의 공급' 이다.

대개 외부에서 인슐린을 공급해주는 치료가 주를 이루는데, 환자의 몸에 건강한 췌장을 이식함으로써 인슐린의 내부 공급을 가능하게 하는 췌장이식도 하나의 방법으로 꼽힌다. 외부로부터의 인슐린 공급 요법으로는 환자 본인이 직접 피하에 주사하는 방법과 '인슐린 펌프' 라는 기계를 이용해 연속적으로 공급해 주는 방법이 있다. 최근에는 인슐린 펌프와 연속형 자동 포도당 측정기기를 이용하여 혈당을 안정적으로 유지시켜주는 가칭 '인공 췌장' 치료도 점차 활발해지고 있다.

제2형 당뇨병은 그 원인이 복잡한 만큼 치료법도 다양한데 크게는 '생활 습관 요법' , '경구 약물 요법' , 그리고 '비인슐린 및 인슐린 주사 요법' 으로 분류할 수 있다.

'생활 습관 요법' 은 모든 질환의 근간이 되는 치료법이자 당뇨 관리의 가장 중요한 부분으로 규칙적인 운동과 체중조절 등을 포함한다. '경구 약물 요법' 으로는 현재 5~6가지 기전의 약제가 개발되어 널리 사용되고 있으며부 '비인슐린 주사 요법' 또한 최근 그 효과와 안전성이 입증되어 널리 사용되는 추세이다. 특히 주 1회 주사 요법을 통해 환자의 편의성이 많이 증가되고 있으며 경우에 따라서 제2형 당뇨병 환자의 인슐린 요법을 대체할 수 있는 사례도 늘고 있다. 하지만 아직까지 제1형 당뇨병 환자에게는 '비인슐린 주사 요법' 의 효과가 미미한 것으로 알려져 있다.

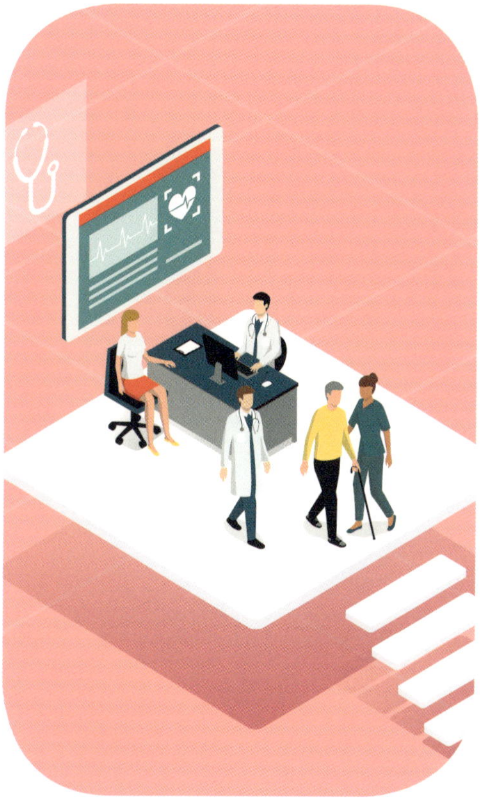

제2형 당뇨병의 예방을 위해서는 먼저 본인이 어느 정도 위험군에 속해 있는지를 알고 있어야 한다. 일반적으로 혈액 검사를 통해 공복 혈당이나 식후 혈당 수치가 높게 나타나는 고 위험군에 속한다면 '생활 습관 요법' 을 강화하여야 한다. 식단 조절과 운동 요법을 통해 우리 몸의 '인슐린 저항성' 을 가급적 줄여주려는 노력이 가장 효과적이고 필요한 처방이다. 그동안 약제를 통해 제2형 당뇨병을 예방하려는 노력도 많이 이루어졌고 그 효과를 인정받은 약제도 있지만 모두 '생활 습관 요법' 의 예방 효과엔 미치지 못하였다. 하지만 이는 서양인의 경우였으므로 한국인에게 가장 효과적인 예방법이 무엇인지에 대해서는 좀 더 많은 연구가 필요하다.

현실적으로 제1형 당뇨병의 예방은 아직까지 크게 성공적이진 못하며 고 위험군 선별에 대한 명확한 기준 또한 확립되지 않았다. 현재는 제1형 당뇨병 환자의 부모, 형제, 자녀를 대상으로 췌장 베타 세포 관련 자가 항체 검사를 시행하고 그 결과 양성 소견을 보이는 경우에 고 위험군으로 분류하고 있다. 하지만 이러한 검사가 광범위한 모든 경우에 추천되지는 않는데 그 이유는 고 위험군으로 분류되더라도 아직까지 효과적인 예방법이 존재하지는 않기 때문이다. 그렇지만 여러 가지 임상 시험이 계속 진행 중이고 예방 효과를 보인 약제도 하나 둘씩 나오고 있으므로 앞으로는 제1형 당뇨병 고 위험군에 대해서도 효과적인 예방법이 제시될 것이라 기대된다.

3) 합병증과 투석

결국 모든 당뇨병의 치료 목적은 단기적으로는 고혈당으로 인한 부정적인 증상을 없애고 장기적으로는 어떤 방법으로든 고혈당이 진행되는 것을 막음으로써 여러 혈관 합병증을 예방하고 지연시키는 데 있다.

당뇨병의 혈관 합병증은 크게 다음과 같이 분류한다.

- ■ 미세혈관 합병증 : 망막, 신경, 신장 합병증
  - – 시력 장애
  - – 감각 이상, 손발 저림, 운동 장애
  - – 만성 신부전
- ■ 대혈관 합병증 : 관상동맥, 뇌동맥, 하지동맥 죽상경화증
  - – 뇌졸중
  - – 협심증 및 심근경색
  - – 하지 동맥 혈류량 감소

미세혈관 합병증은 당뇨병 환자에게 특이적인 합병증이며 대혈관 합병증은 당뇨병이 아닌 다른 기타 원인(고혈압, 이상지질혈증, 흡연, 가족력 등)으로도 발생하지만 당뇨병이 동반된 경우 더 잘 발생할 수 있는 합병증이다.

미세혈관 합병증 중 특히 신장 합병증은 장기간 조절되지 않은 고혈당 및 고혈압, 이상지질혈증의 복합적인 작용에 의해 발생할 수 있는 매우 심각한 합병증이다. 신장이 본래의 기능을 아주 많이 상실하기 전까진 환자가 그 증상을 체감할 수 없는 데다 혈액 검사를 비롯한 여러 검사 방법을 통해서만 진단이 가능하기 때문에 해당 병증이 상당히 진행되고 나서야 발견되는 경우가 많다. 다른 혈관 합병증도 마찬가지이지만 일반적으로 한 번 발생하면 이전 상태로 되돌리기가 쉽지 않아 우선은 정기적인 검사를 통해 조기 발견하고 예방하는 것이 가장 좋은 방법이다. 일단 신장 합병증이 발생된 경우에는 혈액 투석이나 복막 투석과 같은 외부적인 방법으로 신장의 기능을 대체해 나가는 것이 현실적인 치료법이다. 또한 적절한 기증자가 있다면 신장이식을 시행하고 인슐린 문제를 해결하기 위해 신·췌장 동시 이식을 시행할 수도 있다.

2. 인슐린의 저장고, 췌장

1) 췌장의 위치

췌장은 복부에 위치한 장기로서 이자라고도 불리며 우리가 먹는 음식물을 신체 세포를 위한 연료로 전환하는 데 필수적인 역할을 한다. 특히 두 가지 주요 기능으로 소화를 돕는 외분비 기능과 혈당을 조절하는 내분비 기능을 가지고 있다

우리 몸에서 위, 소장, 간과 담도 등 소화와 관련된 대부분의 장기는 복벽 앞부분에 있다. 하지만 췌장은 중앙 및 복부 뒤에 위치하는 후복막 장기로서 상복부의 위와 척추 사이에 위치하며 소장, 간 및 비장을 포함한 다른 기관들로 둘러싸여 있다.

2) 췌장의 구조

성인 췌장의 무게는 대략 70~120g이고 길이는 12~20cm 정도로 마치 물고기가 옆으로 길게 누워 있는 모양과 비슷하다. 췌장은 머리(head), 몸통(body), 꼬리(tail)의 세 부분으로 나뉘며, 머리(head) 부위는 췌장에서 제일 넓은 부위이고 십이지장에 아주 가까이 위치해 있다. 왼쪽으로 갈수록 점차 가늘어져 몸통(body)과 꼬리(tail)로 이어지는데, 머리 부분과 몸통 사이를 목(neck)이라 부르기도 한다. 거의 모든 췌장은 소화를 위한 췌장 효소를 생성하는 외분비 조직으로 구성되며 나머지 조직은 '랑게르한스섬' 이라고 불리는 내분비 세포로 구성된다. 이 세포 집단에서 혈당을 조절하고 췌장 분비를 조절하는 호르몬을 생성한다.

3) 췌장의 기능

건강한 췌장은 우리가 먹는 음식을 소화하기 위해 적절한 시간에 적절한 양으로 올바른 소화액을 생성한다.

췌장의 기능은 크게 두 가지이다. 첫 번째 기능은 우리가 먹은 음식을 소화시키는 소화효소를 분비하는 것이다. 췌장 세포의 약 95%는 외분비와 관련되어 있다. 주로 소화와 관

련된 췌액은 주췌관을 통해 분비되고 분비된 췌액은 간에서 만들어지고 총담관을 통해 분비되는 담즙과 만나서 지방, 단백질, 탄수화물이 소화되는 과정을 돕기 위하여 소장으로 함께 흘러간다. 이것을 췌장의 외분비 기능이라고 한다.

두 번째 기능은 우리 몸의 혈액 내 혈당을 조절하는 인슐린(혈당을 낮추는 기능)이나 글루카곤(혈당을 높이는 기능)같은 혈당 조절 호르몬을 만드는 일이다. 이를 췌장의 내분비 기능이라고 하는데, 적절한 혈당 수준을 유지하는 것은 뇌, 간 및 신장을 포함한 주요 기관의 기능에도 중요하다.

호르몬은 췌장의 '랑게르한스섬' 이라는 세포군에서 분비된다. 랑게르한스섬에는 α 세포(알파세포)와 β 세포(베타세포)가 있는데 α 세포에서는 글루카곤(glucagon)을 β 세포에서는 인슐린(insulin)을 분비한다. 혈당량이 낮으면 시상 하부가 이를 감지하여 교감신경이 자극되고 글루카곤이 분비되어 글리코겐을 포도당으로 분해하도록 촉진함으로써 혈당량을 높인다. 반면, 혈당량이 높으면 시상 하부가 이를 감지하여 부교감 신경이 자극되어 인슐린이 분비되고 포도당을 글리코겐으로 합성하도록 촉진함으로써 혈당량을 낮추는 작용을 한다.

<그림 1> 소화기계 구조

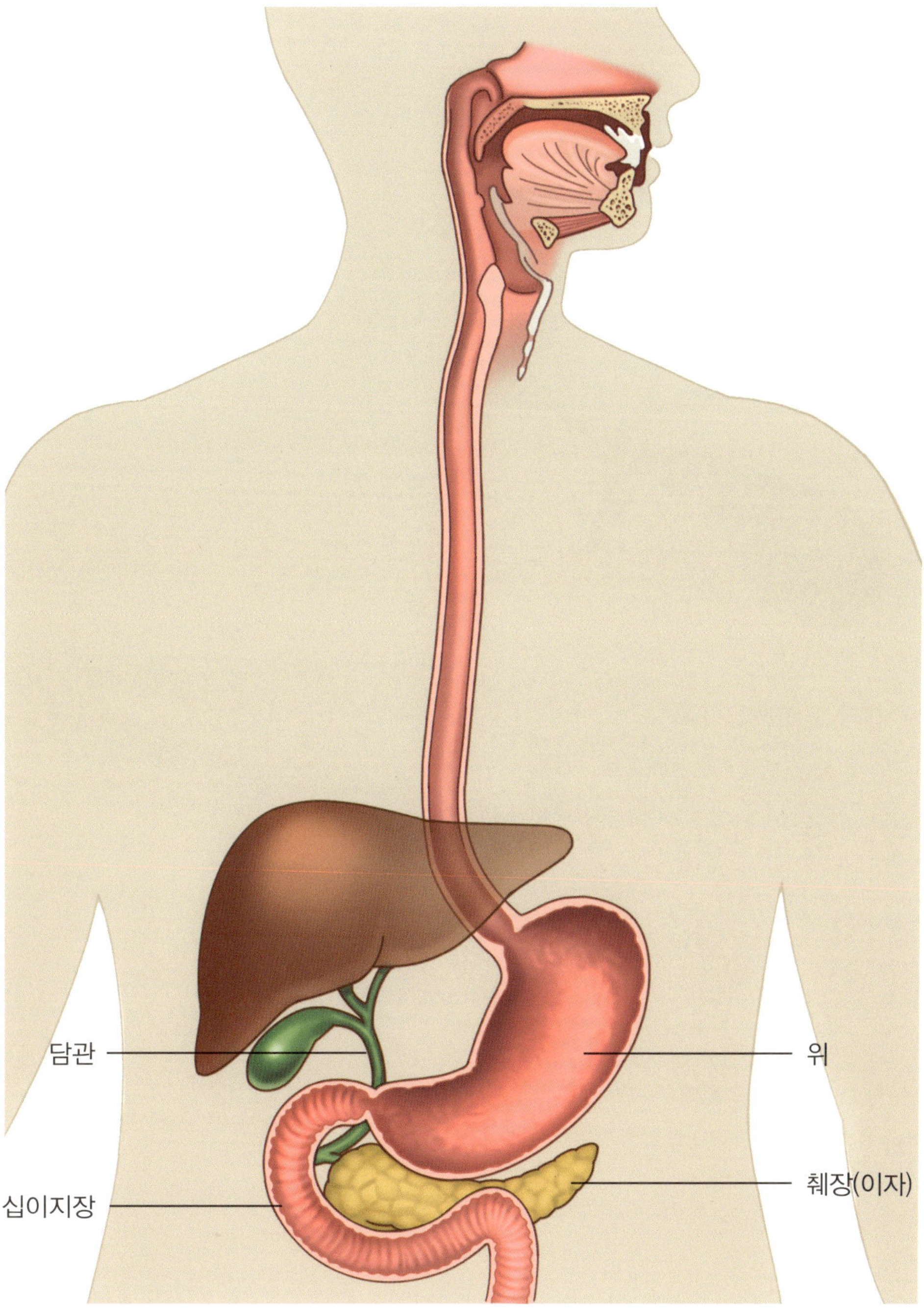

<그림 2> 췌장의 구조

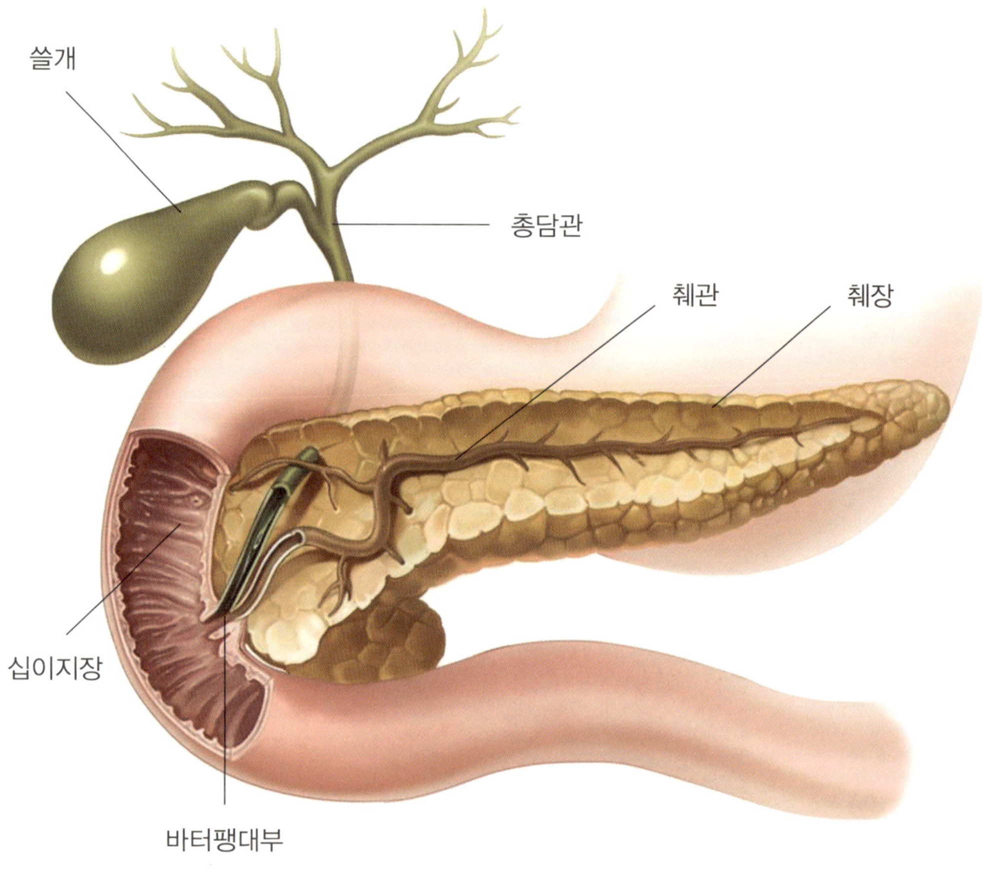

제2장

당뇨병 완치에 이르는 길

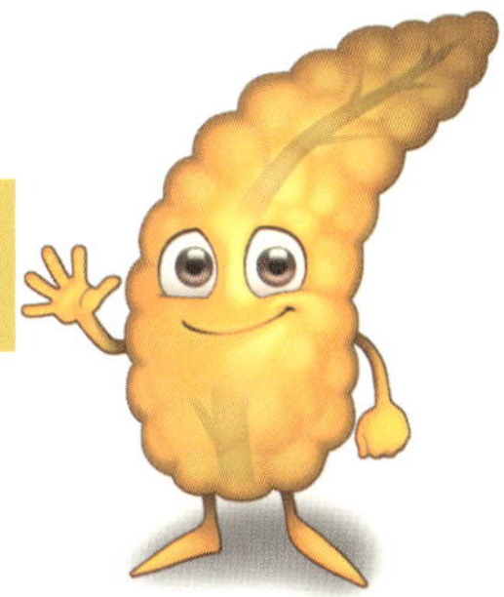

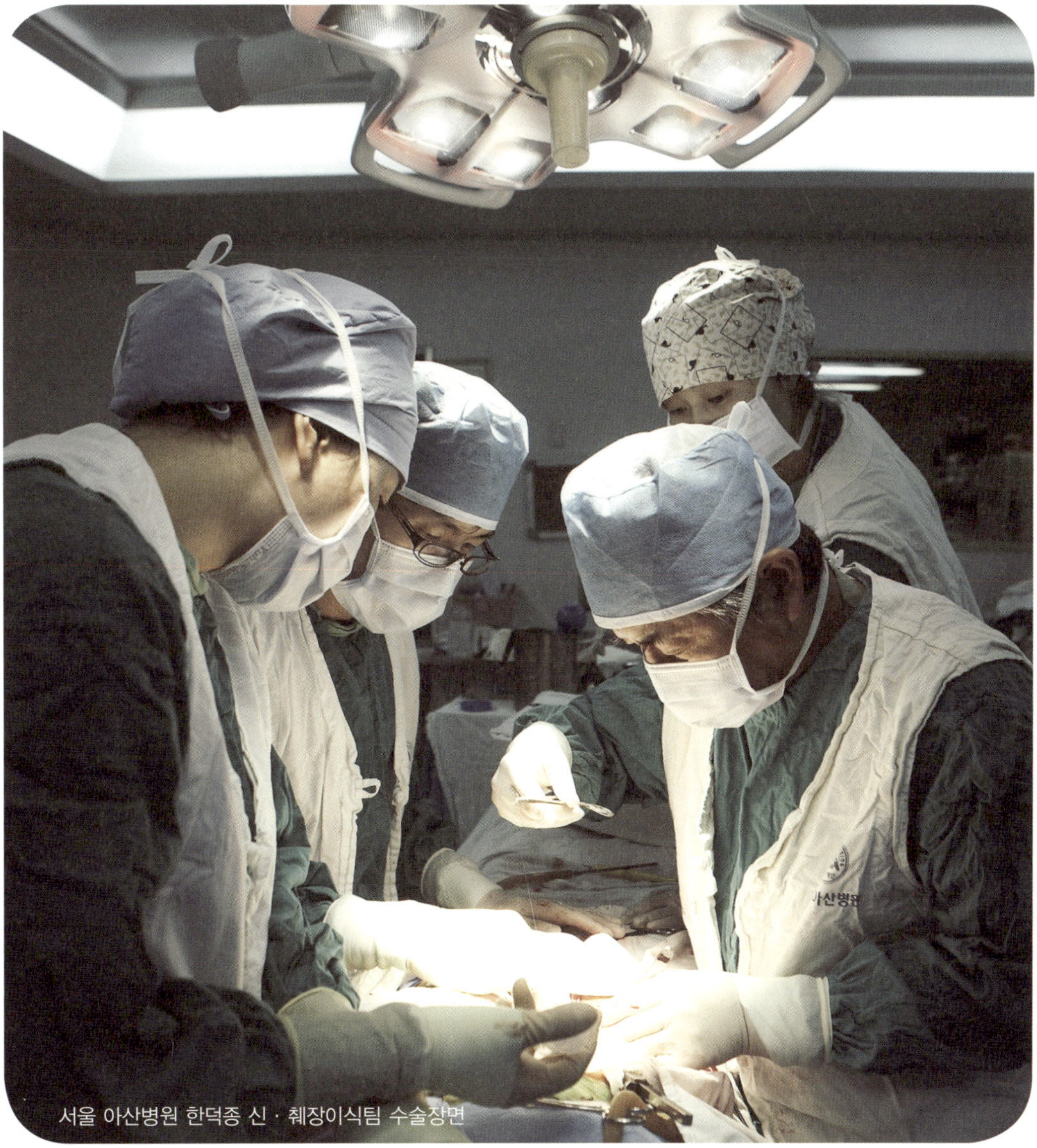

서울 아산병원 한덕종 신 · 췌장이식팀 수술장면

제2장 당뇨병 완치에 이르는 길

1. 췌장이식

1) 췌장이식의 역사

췌장이식은 정상적인 인슐린 분비 작용이 불가능한 당뇨병 환자에게 뇌사자 또는 생체 기증자의 건강한 췌장 전부(뇌사자) 혹은 부분(생체)을 이식하는 외과적 수술 치료 방법이다.

1966년 미국 미네소타 대학의 릴리하이 교수팀이 세계 최초로 췌장이식에 성공한 이후 꾸준히 증가해왔으며 미국에서는 1988년부터 2019년 말까지 췌장 단독 이식 8,885례, 신 · 췌장 동시 이식 2만4,557례를 시행하였다.

우리나라에서는 1992년 서울아산병원 한덕종 교수팀이 국내 최초로 신 · 췌장 동시 이식을 시행한 이후 같은 해 췌장 단독 이식, 2005년 생체 부분 췌장이식, 2006년 생체 부분 신 · 췌장 동시 이식 등에 성공하였다. 우리나라에서 췌장이식은 2019년 연간 75례가 시행되었고, 2000년부터 2019년도까지 뇌사 췌장이식은 689례, 생체 췌장이식은 21례가 시행되었다.

췌장이식은 인슐린 분비 기능이 떨어진 췌장 대신 그 기능이 왕성한 췌장을 이식하여 스스로 인슐린을 분비하도록 함으로써 더 이상 혈당 검사와 혈당 수치 안정을 위해 인슐린을 투여할 필요가 없게 된다. 또한 췌장이 정상적으로 기능하게 되어 신경손상, 실명 및 뇌졸중 등을 비롯한 당뇨병의 심각한 합병증도 감소시킬 수 있다.

한편 췌장 도세포 이식은 인슐린을 분비하는 췌장 도세포를 분리하여 1~2ml의 세포를 간 내에 주입하는 세포 이식 방법으로 전체 또는 부분 췌장이식보다 비교적 안전한 편이지만 아직은 성공률이 만족할 만큼 높지 않아 활발히 시행되고 있지는 않다.

<표 1> 국내 췌장이식의 역사

연도	내 용	병 원
1992년	국내 최초 뇌사 신 · 췌장 동시 이식	울산의대 서울아산병원 (한덕종 교수팀)
	국내 최초 뇌사 췌장 단독 이식	울산의대 서울아산병원 (한덕종 교수팀)
1999년	국내 최초 췌장 도세포 자가이식	울산의대 서울아산병원 (한덕종 교수팀)
2005년	국내 최초 생체 췌장 단독 이식	울산의대 서울아산병원 (한덕종 교수팀)
2006년	국내 최초 생체 신 · 췌장 동시 이식	울산의대 서울아산병원 (한덕종 교수팀)

<그림 1> 서울아산병원 연간 췌장이식 현황 (1992년 ~ 2019년)

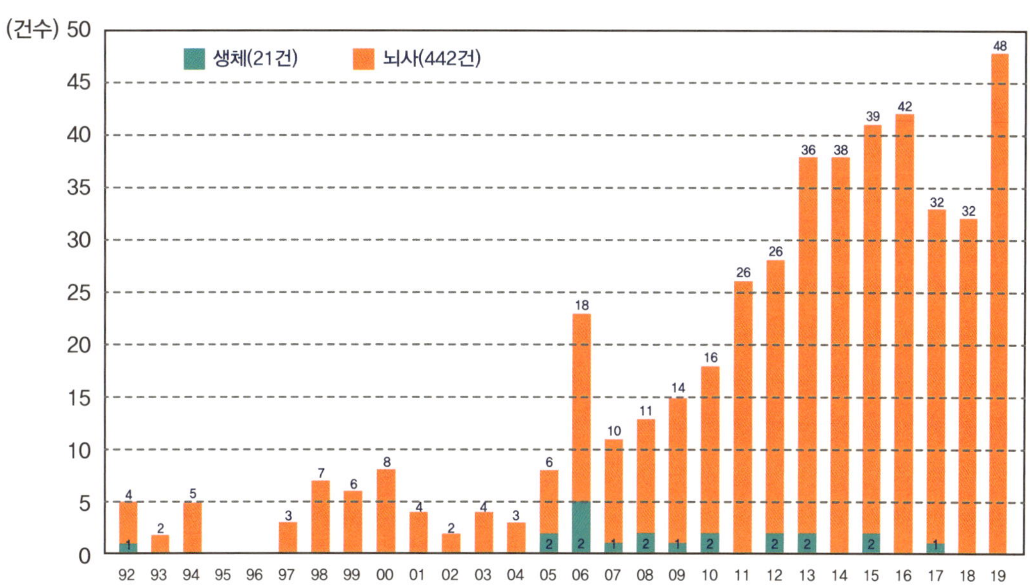

<그림 2> 국내 췌장이식 연간 현황 (2000년 ~ 2019년)

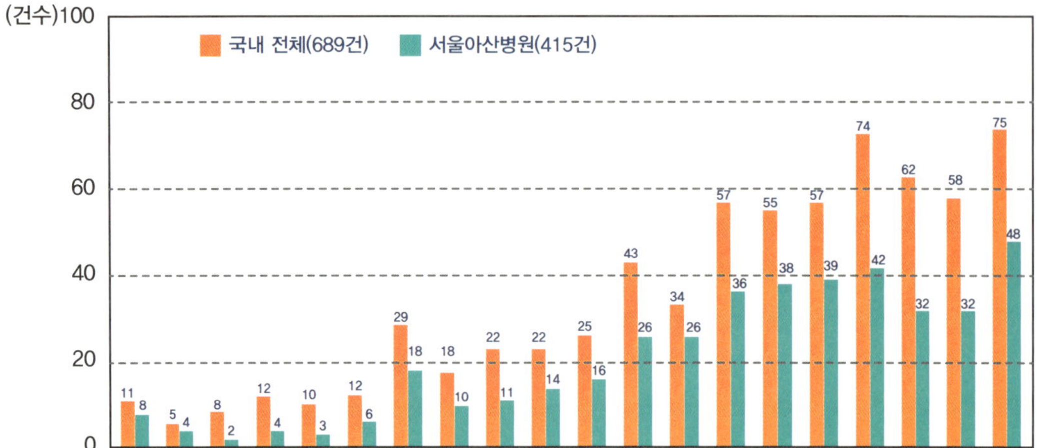

	2000	2001	2002	2003	2004	2005	2006	2007	2008	2009	2010	2011	2012	2013	2014	2015	2016	2017	2018	2019
국내 전체	11	5	8	12	10	12	29	18	22	22	25	43	34	57	55	57	74	62	58	75
서울 아산	8	4	2	4	3	6	18	10	11	14	16	26	26	36	38	39	42	32	32	48

2) 췌장이식 대상자

췌장이식은 인슐린의 사용 없이 혈당 조절이 가능해짐으로써 현재 인슐린 의존성 당뇨에 대한 유일한 치료법으로 인정받고 있다. 이는 당뇨병 합병증의 악화를 예방하는 데 기여하여 궁극적으로 당뇨 환자들의 삶의 질을 향상시키고 생존율도 높일 수 있다.

(1) 췌장이식 수혜자

췌장이식은 도입 당시 제1형 당뇨병 환자들을 대상으로 시행하였다. 상대적으로 제2형 당뇨병 환자에 대한 췌장이식은 제1형 당뇨병에 비해 수술 사례가 적은 편이다. 제2형 당뇨병 환자들은 췌장의 인슐린 분비 기능보다 몸 안의 인슐린 저항성에 문제가 있는 경우가 대부분이어서, 췌장이식 후에도 지속되는 인슐린 저항성으로 말미암아 이식한 췌장의 기능마저 상실하게 될 우려가 있기 때문이다. 현재는 제1형 당뇨병 환자와 일부의 제2형 당뇨병 및 만성췌장염 환자, 그리고 악성종양에 의하여 췌장 절제술을 받은 후 완치되었으나 췌장의 인슐린 분비 기능을 상실한 환자들에게도 췌장이식을 시행하고 있다.

미국 장기이식기관인 United Network for Organ Sharing(UNOS)에서 정한 췌장이식 수혜자 선정기준은 다음과 같다.

- **인슐린 치료를 받고 있으며**
  혈청 C-peptide 〈 2 ng/mL
- **인슐린 치료를 받고 있으며**
  혈청 C-peptide 〉 2 ng/mL 이며 체질량지수(BMI) 〈 28

UNOS 기준 외에도 췌장이식 수혜자를 선정하는 데 있어 고려해야 할 점은 여러 가지가 있다.

■ 제1형 당뇨병

제1형 당뇨병은 인슐린을 생성하는 베타세포의 감소 및 부재에 의하여 발병하게 된다. 제1형 당뇨병의 원인은 대부분 면역 체계의 오류로 정상적인 베타세포들이 공격받아 파괴되는 것이다. 때문에 제1형 당뇨병 환자들은 혈당 조절의 어려움과 동시에 당뇨병성 신병증 및 당뇨병성 망막병증의 위험에 처할 수도 있다. 이를 예방하기 위해 췌장이식이 시행된다. 보통 혈당이 정상 범위 아래로 떨어지게 되면 발한, 심계항진, 어지러움 등의 증상을 느끼는 것이 정상이지만 일부의 제1형 당뇨병 환자들은 혈당이 떨어져도 증상을 전혀 느끼지 못하는 경우가 있다. 이는 생명을 위협할 수 있을 정도의 심각한 당뇨 합병증으로 췌장이식의 적응증(대상)이 된다.

■ 그 외 적응증

보통의 치료에 반응하지 않는 제2형 당뇨병 환자 중 인슐린 치료에도 혈당조절이 어려움이 있는 경우나 당뇨로 인한 심각한 신장 손상 등이 있는 경우에 췌장이식의 적응증이 된다. 이때 비만이라면 1차적으로 체중감량이 치료의 첫 단계이나 체중조절 후에도(BMI 〈 28) 인슐린을 사용하는 경우에 췌장이식의 대상이 된다.

(2) 췌장이식 수혜자 선정 기준

① 나이

60세 이상의 수혜자에서 이식 장기의 생존율이 낮은 것을 감안한다면 60세 이하의 환자에서 췌장이식을 고려하는 것이 적절하다고 생각된다. 또한 50~59세의 당뇨환자에게 췌장이식을 고려할 때엔 가능하면 당뇨 이외의 동반 질환이 없고 평소 일상생활을 영위하는 데에 무리가 없는 건강한 환자가 이식 대상이 된다.

② 체질량지수(BMI)

체질량지수는 체중(kg)을 신장(m)의 제곱으로 나눈 값(체중 kg/신장 ㎡)으로 체지방 축적을 잘 반영하기 때문에 비만도 측정에 많이 사용된다. 체질량지수(BMI)가 높은 환자들에게서 수술 후 성적이 좋지 않은 것을 감안하였을 때, 체질량지수가 30 이상인 경우는 췌장이식 수혜자의 선정기준 안에 들지 못하며, 25~29인 경우에는 당뇨와 동반된 심혈관계 합병증의 존재유무가 수술 여부를 결정하는 데 중요하게 작용한다. 비만도가 높을 경우에는 수술이 매우 힘들고, 출혈 및 수술 후 감염, 폐합병증 발생 위험이 높아진다. 또한 인슐린 저항성이 높아지며 수술 후 혈당조절에 악영향을 끼칠 수 있다. 이런 합병증들은 곧 이식 장기의 생존 및 수혜자 생존율에도 영향을 줄 수 있으므로 췌장이식 수술을 고려하고 있다면 성공적인 수술을 위해 미리 체중관리를 하는 것이 좋다.

③ 심혈관 질환

심혈관 질환의 유무는 췌장이식 후보를 선정하는 데 있어 가장 중요한 기준이 된다. 췌장이식 이후 사인 중 심혈관 질환(15%)이 대부분을 차지하기 때문이다. 췌장이식 대상자들은 이식 수술 전 정기적으로 심장검사(심초음파, 핵의학검사)를 받는 것이 좋고, 만약 수술 전 검사에서 이상소견이 발견되면 수술 전에 심도자 검사를 받아 이상 유무를 확인해야 한다.

④ 영상검사

수혜자들은 수술 전 조영제를 사용하지 않은 복부 및 골반 CT 검사를 시행해야 하며,

이 검사를 통해 뇌사자 췌장을 연결할 장골동맥(복강 내 양측하지로 가는 가장 큰 동맥)의 크기, 방향, 위치 및 석회화 정도를 수술 전에 확인해야 한다. 당뇨가 있는 환자들에게는 말초혈관 질환이 흔하기 때문에 수술 전 혈관상태 파악을 위한 검사도 필요하다.

⑤ **정신건강의학과적 검진**

모든 수혜자는 수술 전 필수적으로 정신건강의학과 검진을 받아야 한다. 검진을 통해 사회적 관계가 잘 유지되고 있는 환자인지, 이식 후 의료진의 지시에 잘 순응할 수 있는지를 예측할 수 있다.

3) 췌장이식 기증자

(1) 뇌사기증자

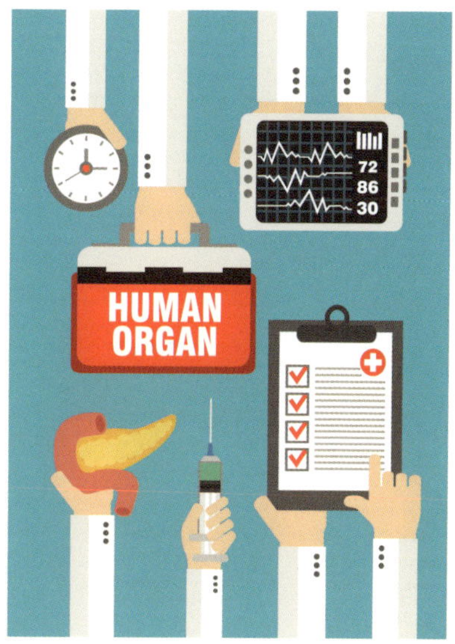

췌장이식에 있어 이상적인 기증자의 조건은

① 12~45세의 젊고 건강한, 심정지상태가 아닌 환자로서

② 체중이 적어도 30kg 이상이며

③ 체질량지수(BMI)가 25 이하여야 한다.

5세 미만인 기증자의 췌장은, 췌장으로 가는 혈관의 직경이 작아 혈전이 생길 위험성이 높기 때문에 잘 사용하지 않는다.

또한 체질량지수가 30 이상인 기증자의 췌장은 췌장실질이 지방조직으로 대체되어 있을 가능성이 높고 췌장염의 위험성도 높아 잘 사용하지 않는다. 이런 비만한 기증자들의 췌장은 우리나라에서 흔하게 행해지지 않는 췌장 도세포 이식에 적합하다고 볼 수 있다.

50세 이상 기증자의 췌장은 췌장 혈관에 동맥경화가 진행되어 있을 가능성이 매우 높아 췌장이식 및 췌장 도세포 이식에 거의 사용되지 않는다.

(2) 생체기증자

생체기증자의 췌장이식은 뇌사기증자의 췌장이식에 비해 드물게 시행되고 있는 편이다. 하지만 뇌사기증자의 췌장이식에 비해 장기허혈시간이 짧고 수술 전 컨디션이 좋은 기증자에게 장기를 기증받을 수 있다는 장점이 있다.

생체기증자의 췌장이식에서 이상적인 기증자의 조건은 뇌사기증자의 경우와 크게 다르지 않다. 다만 당뇨, 췌장염, 종양 및 전염 가능한 염증성 질환을 가지고 있는 자는 기증이 불가능하다.

이상적인 기증자의 조건은

① 나이 45세 이하

② 체질량지수(BMI) 30 이하

③ 평소 혈당조절이 잘 되어야 하며

④ 당화혈색소(HbA1c)는 6.0 이하여야 한다.

2. 췌장이식 수술

1) 이식 수술 전 검사

(1) 췌장이식 대상자 수술 전 검사

생체와 뇌사 이식 대상자는 장기이식에 적합한 대상자인지를 확인하기 위하여 수술 전 다양한 검사를 시행한다.

췌장이식 대상자는 악성 종양이나 호흡기계와 심혈관계 등에 건강상 심각한 문제가 있는지 확인하기 위하여 일반혈액검사, 심전도, 흉부 X-선 촬영, 위/대장 내시경검사, 심장초음파, CT(전산화 단층촬영), 필요한 경우 심혈관조영술 등의 정밀검사를 실시한다. 감염 여부를 파악하기 위하여 혈청학적 검사와 잠복결핵검사 등을 시행하고, 치과와 이비인후과, 안과, 여성의 경우 산부인과 진료를 받아야 한다. 심리/사회적 평가를 통해서 이식 수술 후 건강관리를 잘 할 수 있는지도 평가하게 된다. 췌장이식 대상자의 이식 전 검사는 이식기관별로 프로토콜이 다양하며 개인의 병력과 신체검진에 따라 달라질 수 있으나 일반적인 검사는 다음과 같다.

<표 2> 췌장이식 대상자 수술 전 검사 항목

분류	항 목	비 고
일반 혈액검사	총 혈구수(complete blood count, CBC) 전해질(electrolytes) 크레아티닌(creatinine) 혈액질소요소(blood urea nitrogen, BUN) 총 빌리루빈(total bilirubin) 간효소(GOT/GPT) 칼슘(calcium), 인(phosphorous) 알부민(albumin) 혈액응고(coagulation profile: prothrombin time, partial thromboplastin time) 혈청 콜레스테롤과 중성지방(serum cholesterol, triglyceride)	
혈청학적 검사	간염(hepatitis screen: HBsAg, HBs-Ab, HBc-Ab(IgM/IgG), HBeAg, Anti-HCV, Anti-HAV(IgG/IgM) 매독(VDRL 또는 RPR) 항인간 면역결핍 바이러스(Anti-HIV 1/2) Anti-CMV(IgG/IgM) Epstein-Barr virus	

<table>
<tr><th>분류</th><th>항 목</th><th>비 고</th></tr>
<tr><td>혈액형과 면역학적 검사</td><td>혈액형(ABO typing)
백혈구 항원(HLA typing)
항체동정(panel reactive antibody assay, PRA)
형광성 항핵항체(fluorescent antinuclear antibody, FANA)
또는 항핵항체(ANA)
백혈구 항원 교차검사(HLA cross matching test)</td><td></td></tr>
<tr><td>소변검사</td><td>요분석(urinalysis)
소변배양(urine culture)</td><td></td></tr>
<tr><td>내분비계 검사</td><td>혈당(glucose)
당화혈색소(HbA1c)
당뇨 연관 자가항체(GAD-Ab)
C-peptide(소변, 혈청)
경구 당부하 검사(oral glucose tolerance test)
혈청 아밀라제(serum amylase)
혈청 리파아제(serum lipase)
부갑상선호르몬(parathyroid hormone, PTH)
갑상선기능검사(thyroid function test: T3, T4, TSH)</td><td></td></tr>
<tr><td rowspan="2">호흡기계와 심혈관계 검사</td><td>흉부 X-선 촬영(chest X-ray)
혈액가스(blood gases)
폐기능 검사
심전도(EKG)
심장초음파 등</td><td></td></tr>
<tr><td>운동부하 검사(treadmill test), 심혈관조영술, 심근단층 영상검사 (thallium SPECT) 등</td><td>60세 이상, 심혈관 질환, 당뇨, 고혈압, 흡연, 고지혈증, 심실비대 등이 있는 환자</td></tr>
<tr><td>비뇨기과 검사</td><td>배뇨성 방광요도 조영술
(voiding cystourethrography, VCUG)
필요시 방광경 검사</td><td>신 · 췌장 동시이식을 할 때 폐쇄성 신장질환이나 방광요관 역류가 있는지 확인하여 하부 비뇨기계 합병증을 최소화하기 위해 시행</td></tr>
<tr><td>기타</td><td>복부초음파 또는 복부CT, 위/대장 내시경, 유방촬영과 부인과 검진(40세 이상 여성), 전립선검사(40세 이상 남성: 전립선 암검사(prostate specific antigen, PSA), 잠복결핵검사(IGRA)</td><td>악성종양, 체내 감염과 이식 후 중대 합병증 발생 가능성 여부를 평가</td></tr>
<tr><td rowspan="2">협진</td><td>치과, 안과, 이비인후과</td><td>감염성 질환 유무를 파악하여 이식 전 치료의 필요성 여부를 평가</td></tr>
<tr><td>사회복지과</td><td>이식대상자 승인을 위한 상담 및 평가</td></tr>
</table>

(2) 췌장이식 기증자 수술 전 검사

생체와 뇌사자 췌장이식 기증자는 기증이 적합한 대상자인지를 확인하기 위하여 다양한 검사를 시행한다.

우선 기증 후에 당뇨병이 발병할 것을 가장 우려하여 기증자가 당뇨병이 있거나 가족력(수혜자 외 다른 직계 가족의 당뇨병 유무)이 있는 경우, 체질량 지수(BMI)가 28kg/m^2를 초과하는 경우, 에이즈 등의 감염 질환이 있거나 암환자의 경우에는 기증을 금하고 있다. 췌장이식 수술 전 기증자의 건강상태가 생체 기증에 적합한지를 파악하기 위하여 다음의 검사를 실시한다.

<표 3> 췌장이식 기증자 수술 전 검사 항목

분류	항 목	비 고
일반 혈액검사	총 혈구수(complete blood count, CBC) 전해질(electrolytes) 크레아티닌(creatinine) 혈액질소요소(blood urea nitrogen, BUN) 총 빌리루빈(total bilirubin) 간효소(GOT/GPT) 칼슘(calcium), 인(phosphorous) 알부민(albumin) 혈액응고(coagulation profile: prothrombin time, partial thromboplastin time) 혈청 콜레스테롤과 중성지방(serum cholesterol, triglyceride)	
혈청학적 검사	간염(hepatitis screen: HBsAg, HBs-Ab, HBc-Ab(IgG/IgM), HBeAg, Anti-HCV, Anti-HAV(IgG/IgM) 매독(VDRL 또는 RPR) 항인간 면역결핍 바이러스(Anti-HIV 1/2) Anti-CMV(IgG/IgM) Epstein-Barr virus	
혈액형과 면역학적 검사	혈액형(ABO typing) 백혈구항원(HLA typing) 백혈구 항원 교차검사(HLA cross matching test)	
소변검사	요분석(urinalysis) 소변배양(urine culture)	
	24시간 소변 크레아티닌 청소율(24hr urine creatinine clearance) 24시간 단백뇨(24hr urine protein)	신 · 췌장 동시 기증인 경우

<table>
<tr><th>분류</th><th>항 목</th><th>비 고</th></tr>
<tr><td>내분기계 검사</td><td>혈당(glucose)
당화혈색소(glycosylated hemoglobin, HbA1c)
당뇨 연관 자가항체(glutamic acid decarboxylase antibody, GAD-Ab)
글루카곤 자극 검사(glucagon stimulation test)
C-펩티드(소변과 혈청)
경구 당부하 검사(oral glucose tolerance test)
혈청 아밀라제(serum amylase)
혈청 리파아제(serum lipase)</td><td></td></tr>
<tr><td>호흡기계와 심혈관계 검사</td><td>흉부 X선 촬영(chest x-ray)
혈액가스(blood gases)
폐기능 검사
심전도(EKG), 심장초음파 등
심근단층영상검사(필요한 경우)</td><td></td></tr>
<tr><td>영상 검사</td><td>췌장 CT</td><td>신장 스캔(kidney scan):
신 · 췌장 동시 기증인 경우</td></tr>
<tr><td>기타</td><td>위, 대장내시경,
유방촬영과 부인과 검진(40세이상 여성),
전립선검사(40세이상 남성): 전립선암 검사 (prostate specific antigen, PSA)</td><td>감염과 악성종양으로 인한 이식 후 합병증 발생 가능성 평가</td></tr>
<tr><td rowspan="2">협진</td><td>정신건강의학과</td><td>생체 기증자의 정신, 심리, 사회적 상태 평가</td></tr>
<tr><td>사회복지과</td><td>생체 기증자의 국가 승인을 받기 위한 상담 및 평가</td></tr>
</table>

– 출처 : 질병관리본부 장기이식관리센터(2016)

■ 생체 췌장이식 기증자 수술 전 기준

① BMI 〈 27 kg/㎡

② 당뇨병 가족력이 없어야 함

③ 정상 내분비 기능을 가져야 함

- 당화혈색소: Hb A1c 〈 6.0%
- 공복 혈당: Plasma glucose level 〈 150 mg/mL (75g 경구혈당부하검사)
- 공복 인슐린 농도: Basal fasting insulin level 〈 20 umol/L pe mL
- 혈당 또는 알지닌을 주었을 때의 인슐린 농도 변화:
  Insulin response to glucose or arginine 〉 300% of basal insulin
- 혈당 감소율: Glucose disposal rate 〉 1% (혈당부하검사)

④ 당뇨 자가 항체가 없어야 함

⑤ 기증자의 연령이 수혜자의 당뇨병 발병 연령에 10세를 더한 그 이상의 연령이 되어야 함

2) 이식 수술 과정과 경과

(1) 수술 전반

뇌사 기증자로부터의 췌장이식 수술은 먼저 기증자 수술 팀으로부터 장기의 도착 예상 시간을 연락받은 다음 수술 시작 시간을 결정한다.

수혜자의 췌장은 제거하지 않는다. 수술로 췌장을 제거하는 것 자체가 위험이 크기 때문이다. 그리고 기증자의 췌장과 더불어 십이지장의 일부를 같이 이식하게 되는데 수술은 전신마취 상태에서 시행하고 신 · 췌장 동시 이식의 경우 보통 7~8시간, 췌장 단독 이식의 경우 4~5시간 소요되나 상황에 따라 더 짧아지거나 길어질 수도 있다.

환자가 수술실에 들어오면 전신마취 준비를 하고 수술(개복) 전까지 1시간 정도에 걸쳐 수술 과정 중 발생할 수 있는 상황에 대비해 중심정맥관 삽입을 시행하고 혈압을 지속적으로 모니터링 할 수 있도록 준비한다.

대부분의 경우 복부 중앙선을 따라 25cm 정도 절개를 한다. 신 · 췌장 동시 이식의 경우 췌장을 우측에, 신장을 좌측에 이식하는 것이 일반적이나 경우에 따라 좌우를 바꾸거나 한쪽에 두 장기를 모두 이식하기도 한다. 수혜자의 복부를 개복하여 장골동맥과 하대정맥을 노출시켜 수술을 준비하는 동안 한편에서는 다른 수술실에서 기증받은 장기를 다듬는 일을 하게 된다. 뇌사 기증자에서 다른 장기이식 팀과 협조하여 함께 수술을 진행하기에 장기 적출은 신속하게 이루어져야 하며, 그래야 적출 장기의 상태를

최상으로 유지할 수 있다. 그 때문에 바로 이식하기에는 어려운 상태로 도착한다. 이식 시간을 줄이고 출혈을 적게 하기 위해 체외에서 적출된 췌장과 신장의 혈관을 정리하고 주변 필요 없는 조직을 제거하는 데는 두 시간 이상 소요된다.

혈관을 통한 관류가 안정적이고 지혈이 완료되면 배액관을 삽입한 후 절개 부위를 봉합하여 수술을 완료한다.

(2) 수술 방법

췌장이식 수술방법에는 췌장에서 분비되는 소화액의 배액 방법과 인슐린 배액 방법 등에 따라 여러 가지로 나뉜다. 소화액 배액 방법으로는 방광 배액술과 장 배액술이 있고, 인슐린 배액 방법에는 문맥 연결과 대정맥 연결이 있다.

췌장 소화액을 방광으로 배액하는 방법은 〈그림 3〉에서처럼 췌장액이 방광을 통해 소변으로 빠져나가게 하는 방법이다. 이 방법은 수술이 비교적 쉽고 감염이 적으며 소변에서 나오는 췌장액을 검사 함으로써 췌장의 거부 반응을 조기에 진단할 수 있다는 것이 장점이다. 반면, 소화액인 췌장액이 방광에 자극을 일으켜 방광염이 자주 발생하고 혈뇨가 발생할 수 있으며 알칼리성 췌장액이 몸 밖으로 빠져 나가는 양이 많아 몸이 산성화 될 수 있다는 단점이 있다.

췌장 소화액을 장으로 배액하는 방법은 〈그림 4〉에서처럼 췌장액이 소장으로 배액되도록 이식편의 십이지장을 소장에 연결하는 것이다. 이 방법은 췌장액이 소장으로 자연스럽게 흘러 들어가기 때문에 방광 배액수술보다 훨씬 자연스러운 수술법이다. 방광 배액술의 단점인 방광염, 혈뇨, 몸의 산성화 등의 부작용도 없다. 다만 소장 내부를 수술 중 노출시키는 과정 때문에 내용물이 새게 되므로 이로인한 감염을 조심해야 한다.

최근 면역억제제의 발달로 췌장이식 후 거부반응의 빈도가 낮아져서 현재는 약 90% 이상의 수술을 장으로 배액하는 방법으로 하고 있다. 일부 고위험 환자에서는 방광 배액수술을 한 이후에 췌장이 안정화되면 장으로 전환하는 두 단계 수술을 하는 경우도 있다.

정맥을 연결하는 방법에 따라 전신 배액과 문맥 배액으로 구분한다. 문맥배액은 췌장에서 나오는 인슐린이 간 문맥을 통해 간을 거쳐 각 조직으로 운반되는 것으로 보다 생리적인 방법이다. 그러나 이 방법은 혈전이 생길 가능성이 높아 대정맥에 연결

<그림 3> 신 · 췌장 동시이식-방광 문합술

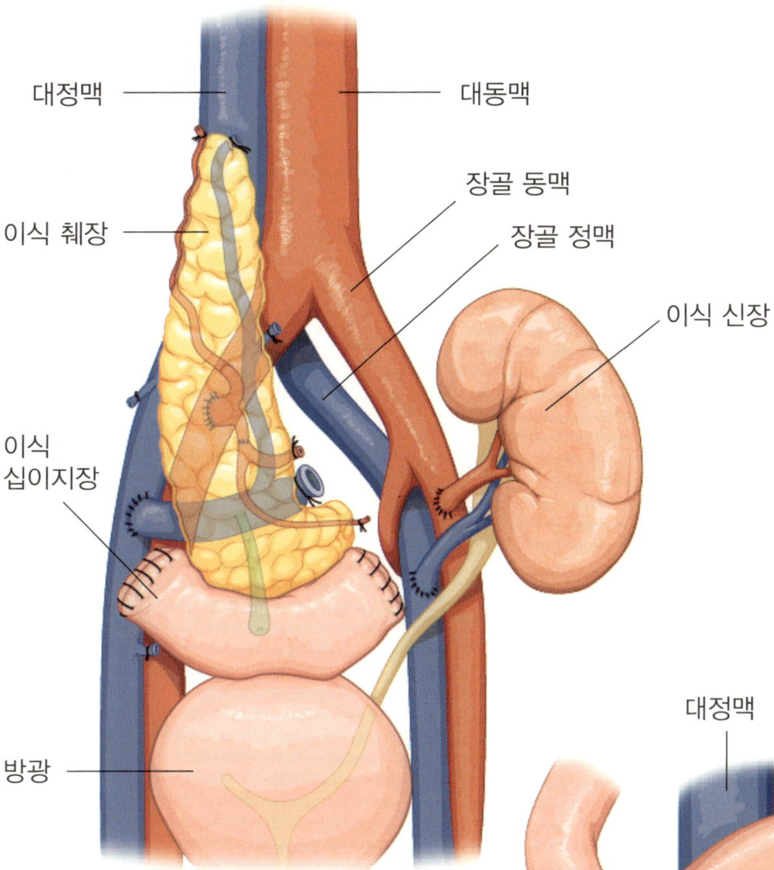

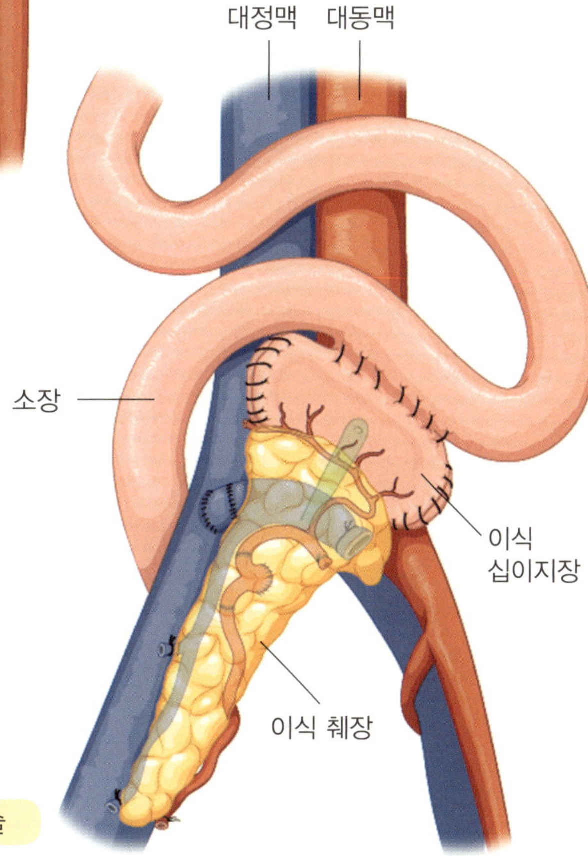

<그림4> 췌장이식-소장 문합술

하는 것이 일반적이다. 하지만 문맥배액 방법이 익숙하면 수술 결과에는 차이가 없다고 알려져 있다.

3) 수술 직후 관리

수술이 끝나고 마취에서 깨어나면 수혜자는 회복실이나 중환자실 혹은 이식병동에서 관리를 받는다. 수일 동안 머무르면서 전신 상태를 철저하고 세밀하게 체크할 수 있다. 간호사와 의료진들은 수혜자의 혈압, 맥박, 호흡수, 체온, 소변량 등을 자주 점검하며 세심한 간호를 해야 한다.

마취에서 처음 깨어나면 통증이 심하고 갈증을 느낄 수 있다. 목이 좀 따갑거나 목이 쉴 수도 있는데 이것은 전신마취를 위하여 기관지에 관을 삽입하였기 때문으로 곧 호전된다. 수술실에서 방광에 삽입한 도뇨관(Foley catheter)을 통해 소변이 배출되는데 이는 방광의 팽창을 막아 요관과 방광의 봉합부위를 잘 아물도록 하는 데 도움을 준다. 처음에는 좀 불편하지만 곧 익숙해질 것이며 대개 수술 후 5~7일 전후로 제거한다. 수술 후 처음 2~3일 동안은 소변이 혈뇨나 핑크색으로 나올 수 있으나 며칠 지나면 정상 소변으로 바뀌게 된다. 수

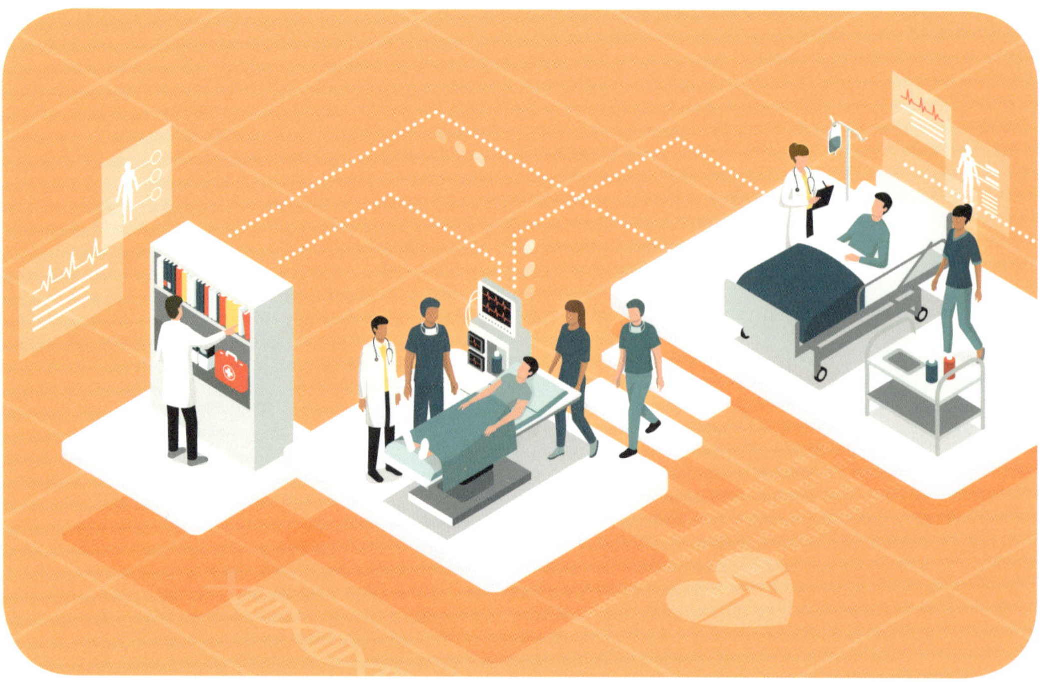

술실에서 콧줄(L-tube)을 끼우고 나오게 되는데 이는 위액, 담즙 등이 배액되어 배가 불편해지는 것을 막기 위한 것이다. 장운동이 회복되지 않은 상태에서 위액 등이 장으로 흘러가면 장 연결부가 새는 경우가 있기 때문이다. 보통 2~4일쯤 지나면 방귀가 나오며, 이후로 콧줄을 제거하고 물부터 시작해 점차 식사를 하게 된다.

수술 후 흔히 발생하는 폐합병증을 예방하기 위하여 심호흡이나 기침으로 폐의 분비물이 잘 배출되게 하는 것이 중요하다. 처음에는 심호흡을 하기가 곤란할 수도 있으나 베개 등을 등 뒤에 고정시키고 앉은 후에 간호하는 사람이나 자신이 직접 수술 부위를 적당히 압박하면서 호흡하면 좀 나아질 것이다.

일부 환자에서는 크고 작은 합병증이 발생하기도 한다. 외과적 합병증으로는 출혈, 혈종, 동 · 정맥 혈전, 소변 누출, 창상 감염 등이, 내과적 합병증으로는 감염, 심혈관계 질환, 뇌혈관계 질환, 간기능 이상 등이 발생하기도 하지만 담당 의료진을 믿고 적절한 조치를 받으면 별 문제 없이 회복될 수 있다.

4) 입원기간

환자의 입원기간은 이식 신 · 췌장의 기능 회복과 급성 거부반응의 발생 여부에 따라 달라진다. 비록 회복이 빠르더라도 면역억제제의 조절과 환자 교육 등의 이유로 대개는 수술 후 3주 정도가 지나 퇴원하게 된다. 입원기간 중에는 의사나 간호사들이 환자를 잘 돌봐주지만 집에 돌아가면 환자 자신이 스스로를 돌봐야 한다. 따라서 입원기간 중에는 환자도 치료에 적극적으로 참여해서 사용하는 약의 종류와 이름, 그리고 약물의 작용과 부작용 등을 알려고 노력하여야 하며 식이조절과 건강관리법을 배워 익혀야 한다.

3. 수술 후 관리

1) 수술 후 기본사항

다음은 이식 환자가 기본적으로 알아두고 꼭 체크해야 할 사항이다.

우선 아침마다 일정한 시각에 혈당과 몸무게를 잰다. 그리고 수술 후 처음 2~3주 동안은 하루 4회 혈당을 체크하고 체중을 기록해야 한다. 방귀가 나오면 물부터 시작하여 유동식, 그리고 보통의 식사가 점차적으로 공급된다. 이때 수액 공급을 위한 정맥주사는 서서히 줄이게 되므로 환자 자신이 수분을 충분히 섭취해야 한다.

이후 정맥주사를 완전히 끊은 상태에서는 소변량이 하루 2,000cc 이상 되도록 수분을 섭취해야 한다. 신 · 췌장 동시 이식 환자라면 투석환자로 지내는 동안 수분을 제한해왔기 때문에 환자에 따라서는 충분한 수분을 섭취하는 것이 오히려 힘들 수도 있다. 그러나 이것은 신장이 계속적으로 소변을 잘 만들고 몸에 수분 부족현상을 일으키지 않게 하기 위해 필요한 활동이다. 따라서 수분 섭취를 게을리 하면 안 되며, 생각날 때마다 한 컵씩 마시는 것보다는 아예 몇 시간에 한 번씩 수분을 섭취할 수 있도록 계획표를 짜서 침대 옆에 붙여놓고, 그 계획표대로 정해진 양만큼 섭취하는 편이 낫다. 그렇게 하면 잊거나 빼먹을 염려도 없고 충분한 양을 섭취할 수 있을 것이다. 수술 한 달 후부터는 일반인과 같이 수분 섭취를 하면 되지만 탈수가 나타나서는 절대 안 된다.

그리고 의사의 지시에 따라 서서히 가벼운 운동을 시작해야 한다. 입원 기간 중에는 병실이나 병동을 가볍게 산책하는 정도가 적당할 것이다. 이식 환자는 자신의 체온이나 혈압, 맥박 등에 대해 알고 있어야 하며, 기본적인 검사와 그 결과 등에 대해서도 숙지하고 있어야 한다. 모르는 것이나 의문 나는 것은 수시로 의사나 간호사에게 물어보아야 한다.

2) 이식 후 검사

(1) 임상검사

① **적혈구수**(RBC count)

보통은 헤모글로빈(Hb) 수치와 혈액 중 적혈구가 차지하는 성분비를 백분율(%)로 표시한 헤마토크리트(Hct) 수치를 사용하여 빈혈 여부와 빈혈 정도를 나타낸다.

② **백혈구수**(WBC count)

이식 초기에 고단위 스테로이드 투여 시나 세균성 감염이 있는 경우 증가하지만 다클론 항체 사용, 셀셉트 같은 약물 복용 또는 심각한 바이러스에 의한 감염인 경우 수치가 감소한다.

③ **혈소판수**(Platelet count)

혈소판수가 너무 감소한 경우 출혈 경향이 생긴다. 혈소판수는 정상이더라도 그 기능이 떨어지면 출혈 경향이 나타날 수 있다.

④ **소변**(Urine) **검사**

신장 기능을 간접적으로 알 수 있으며 요단백, 요당 검출 여부와 신장의 요농축 능력 정도를 알아볼 수 있다. 그밖에 소변으로 백혈구, 적혈구, 기타 물질이 배설되는지 체크할 수 있다. 방광 배액을 한 환자의 경우 소변의 아밀라제를 측정하여 혈전이나 거부반응을 진단하는 데 보조적으로 사용한다.

⑤ **24시간 소변**(24h Urine) **검사**

신여과율(Ccr)을 알 수 있고 24시간 단백뇨 정도를 측정할 수 있는 검사이다. 정확한 검사를 위해서는 반드시 하루 24시간 동안 정확히 소변을 모아야 한다.

⑥ **크레아티닌**(Creatinine)

크레아티닌은 근육 대사의 부산물로서 거의 신장에 의해 배설되므로 이 수치는 비교적 정확히 신장 기능을 대변해 준다. 보통 신기능이 감소되는 때에 혈중 크레아티닌 수치가 상승하기 시작한다. 신장 이식 후 신기능 상태를 알아보기 위해 가장 널리 쓰이는 방법이다.

⑦ **혈중요소치**(BUN)

몸에서 흡수하고 생성된 요소 수치로서 혈중 노폐물 정도를 대변해 준다. 정상적으로 신장에 의해 배설되며 어떤 이유로든 신장의 배설기능이 떨어지는 경우 그 수치가 올

라간다. 크레아티닌치가 정상이더라도 육류의 섭취가 많은 경우 증가하며 감염증이나 장내 출혈이 있는 경우 역시 증가한다.

⑧ **췌장 효소 검사: 아밀라제/리파아제(Amylase/Lipase)**

췌장에서 분비하는 소화 효소로 췌장염이 있는 경우 증가하게 된다. 본인의 췌장에서 나와 증가할 수도 있어서 감별이 필요하고 아밀라제 단독 증가는 침샘염, 흡연 등에 의해 증가할 수도 있다. 이유없이 증가하는 아밀라제/리파아제는 거부반응으로 의심할 수 있어 조직 검사의 이유가 되기도 한다.

⑨ **간기능 검사(Liver function test)**

이식 시 복용하는 약물이나 B형 또는 C형 바이러스 등에 의해 간이 손상될 수 있으므로 이 검사를 통해 간 기능을 알아볼 수 있다.

⑩ **혈중 면역억제제의 농도**

사이클로스포린이나 타크로리무스의 부작용을 줄이며 치료 효과를 높이기 위해 각각 약제의 혈중 농도가 적절하게 유지되는지 알아보는 검사이다. 정확한 채혈 시간(전날 면역억제제 복용 후 12시간 후 다음 면역 억제제 복용 전)을 맞추어야 하는 검사이다. 너무 일찍 채혈하면 검사 결과 값이 높게 나올 수 있어서 필요한 양보다 면역억제제를 적게 먹어 거부반응이 발생할 수 있고 12시간이 지나 늦게 채혈하면 혈중농도가 낮게 나와 면역억제제 복용량을 불필요하게 높일 수 있어 이식 장기의 부작용을 야기할 수 있으므로 유의하여야 한다.

⑪ **혈액 응고 검사**

췌장이식 수술 후 항응고 치료의 효과를 모니터링하기 위해 실시하는 검사이다.

3) 항응고 치료

(1) 항응고 치료의 이유

췌장은 이식하는 다른 장기이식에 비해 혈전이 잘 생기는 장기이다.

그 이유는 첫째로 혈류의 문제인데 비장동맥이 췌장 혈류에서 가장 중요한 역할을 하는데 그 비장을 절제함으로써 평소에 흐르던 혈액보다 훨씬 적은 양이 흐르게 되어 흐름이 정체되면서 혈전이 만들어지는 것이다.

둘째로는 췌장 자체가 부종이나 염증이 잘 생기는 장기이기 때문이다

(2) 항응고 치료의 방법

항응고 치료의 방법은 각 병원마다 조금씩 다르고 환자에 따라서도 차이가 있다. 이식 직후 헤파린을 사용하다가 와파린이라는 약으로 변경하는 경우도 있고, 아스피린 등을 사용하는 경우도 있다. 혈전의 유무 또는 심한 정도를 CT나 초음파로 판단한 후 항응고 치료의 강도를 조절하기도 한다.

(3) 항응고 치료의 위험성

항응고 치료를 하는 것은 당연히 출혈의 위험을 높인다. 수술 직후 출혈로 인한 재수술이 다른 수술에 비해 빈도가 높기에 수술 후 수 개월간 항응고 치료를 받는 중에는 다른 수술이나 치료 시 주의를 요한다.

4) 면역억제제

(1) 면역억제제 복용의 중요성

우리 몸은 외부에서 침입한 이물질과 병균을 공격하여 제거함으로써 스스로를 지키는 면역 기능을 가지고 있다. 이러한 면역 기능으로 인해 새롭게 이식받은 췌장을 외부 물질로 인지하고 공격하여 거부반응을 일으키게 된다. 면역억제제는 이와 같은 면역 기능을 억제하여 이식 받은 췌장이 면역 세포의 공격을 받지 않고 제 기능을 유지할 수 있도록 하는 약이다. 그러므로 거부반응을 예방하기 위해서 면역억제제는 반드시 정확하게 복용해야 하는 가장 중요한 약물이다.

이식 수술 후 초기 3~6개월은 이식한 장기에 대한 면역 반응이 심하게 나타난다. 때문에 이식 초반에는 면역억제의 효과를 최대화하고 약의 부작용을 최소화하기 위하여, 몸속에서 면역억제 작용이 다른 두 가지 또는 세 가지 면역억제제를 조합하여 복용하게 된다.

이후 약과 관련된 독성을 최소화하기 위해서 6~12개월이 지난 후 점차적으로 면역억제제 용량과 종류를 감소시키게 된다. 스테로이드 역시 사용할 경우 단계적으로 복

용 용량이 감소된다.

(2) 면역억제제 복용 시 주의사항

① 규칙적으로 복용하여야 한다.

② 정기적인 혈액검사를 통한 조절: 면역억제제들 중 스테로이드를 제외한 대부분의 약물은 혈중 약물 농도, 즉 약이 몸에 남아 있는 정도를 혈액검사를 통해 확인한 다음 복용 용량을 결정한다. 이는 해당 약물들이 같은 양을 복용하더라도 개개인의 체질이나 유전자의 영향에 따라 사람마다 혈중 약물 농도가 다르기 때문이다. 또한 같은 종류의 면역억제제를 복용하더라도 사람마다, 혹은 이식 후 경과 시간에 따라 유지해야 하는 목표 약물 농도가 다르다. 때문에 혈액 검사를 통하여 약물의 농도를 측정해야만 이를 바탕으로 각각의 개인에 맞는 적절한 용량의 처방이 이루어질 수 있다. 채혈은 최저 농도를 측정하기 위하여 전날 저녁 약 복용 후 12시간이 지나고 다음 약 복용 직전에 하게 된다. 따라서 외래 진료 당일에는 아침 약을 먹지 않고 공복 상태로 혈액 검사를 받도록 하며 검사 이후에는 면역억제제를 복용하여야 한다. 또한 효과적인 면역억제제의 농도가 유지되고 있는지 확인하기 위한 정기적인 검사 역시 필수적이다.

③ 복용하고 있는 약물의 이름을 정확하게 알고 복용법 및 복용 시간을 준수하여야 한다.

④ 복용을 잊은 경우 대처방법: 복용을 잊은 경우에는 생각난 즉시 1회분을 복용한다.

⑤ 의사와 상의 없이 임의로 조절하거나 중단하면 안 된다.

⑥ 다른 약제, 건강기능식품, 영양제, 음식과의 상호작용에 주의가 필요하다. 그래서 다른 병원 방문 시에는 자신이 이식 환자이며 면역억제제 복용 중임을 반드시 알려야 한다. 면역억제제가 다른 약과 상호작용을 일으킬 수 있으므로 임의로 다른 약을 복용

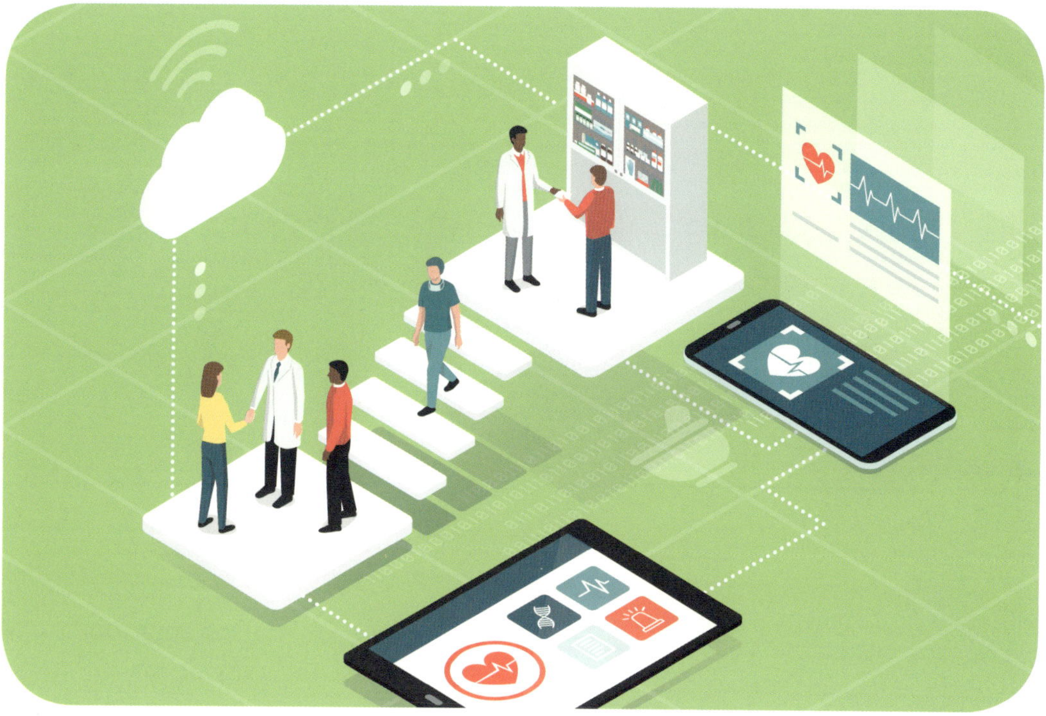

해서는 안 되며 반드시 이식 전문 의료진과 상담하여야 한다. 민간요법, 건강기능식품, 한약, 인삼, 홍삼 등은 삼가야 한다. 자몽 및 자몽주스는 몸 속 약의 농도를 높여 약물의 독성, 부작용이 나타날 위험이 커질 수 있으므로 또한 삼가야 한다.

면역억제제를 투여 받는 중에 예방접종을 하면 면역 획득이 잘 되지 않거나 그로 인한 감염이 생길 수도 있다. 특히 생백신은 투여 받으면 안 된다. 예방접종을 할 때에는 반드시 의료진과 상담하여야 한다. 임신 또는 수유 중이거나 다른 질환을 앓고 있으면 의료진에게 알려야 한다.

⑦ 면역억제제 보관방법

약은 햇빛이 들지 않는 서늘하고 건조한 곳에 보관한다. 직사광선이나 습기에 의해 약효가 떨어질 수 있기 때문이다. 그리고 특별한 설명이 없는 경우 냉장 보관하지 않는다. 약은 포장 그대로 보관하고 장시간 보관해야 할 경우에는 밀봉한 상태를 유지하는 것이 좋다. 또한 모든 약물은 어린이의 손에 닿지 않는 안전한 곳에 보관해야 한다.

(3) 사용 목적에 따른 면역억제제의 분류

면역억제제의 사용은 목적에 따라 크게 3가지로 나눌 수 있다.

- 이식 수술 직후 급성 거부반응을 예방하기 위한 유도요법
- 이식된 장기의 평생 기능 유지에 필요한 유지요법
- 거부반응 발생 시 치료요법

■ 유도요법

Ⅰ. 치모글로부린

① 효능

거부반응을 예방하기 위해 수술 중에 투여하는 면역억제제로 다양한 면역세포를 억제하는 강력한 작용을 한다. 일반적으로 수술 당일부터 5~10일간 정맥으로 주사한다.

② 부작용

두통, 근육통, 혈소판 감소증, 백혈구 감소증, 고열, 거대세포바이러스 감염 등이 나타날 수 있다.

Ⅱ. 씨뮬렉트

① 효능

거부반응을 예방하기 위해 수술 중에 투여하는 면역억제제로 T림프구를 억제하는 작용을 한다. 수술 당일과 수술 후 4일에 정맥으로 주사한다.

② 부작용

부작용은 거의 없다.

■ 유지요법

Ⅰ. 타크로리무스(tacrolimus, FK506)

: 1983년 곰팡이로부터 강력한 면역억제 효과가 있는 물질을 발견하여 연구를 거듭한 후 타크로리무스라는 약을 개발하였다. 타크로리무스는 강력하고 선택적인 T림프구 억제 약물이다.

① 효능

고형장기(신장, 간장, 심장, 췌장, 폐) 이식 시 거부반응의 예방 목적으로 복용하며 스테로이드와 미코페놀레이트(mycophenolate)는 병합 요법으로 사용한다.

② 종류와 제형

- 프로그랍(Prograf): 0.5mg, 1mg
- 타크로벨(Tacrobell): 0.25mg, 0.5mg, 1mg, 2mg
- 아드바그랍서방캡슐(Advagraf): 0.5mg, 1mg, 5mg

위 약제와 성분은 동일하지만 하루 한 번 복용하는 제형이며 최근에는 타크로벨 서방캡슐(Tacrobell SR) 등도 시판되고 있다.

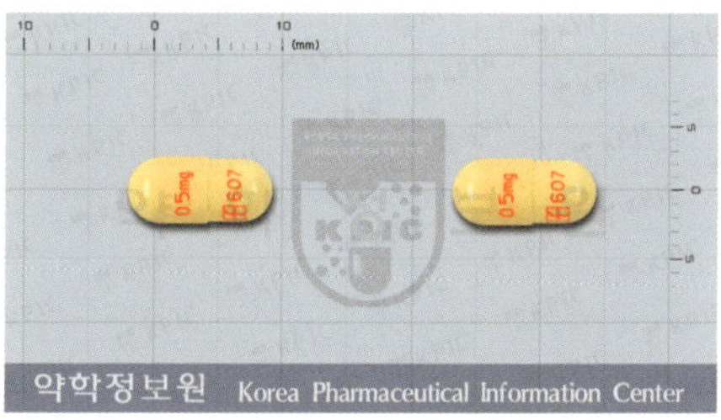

프로그랍 0.5mg

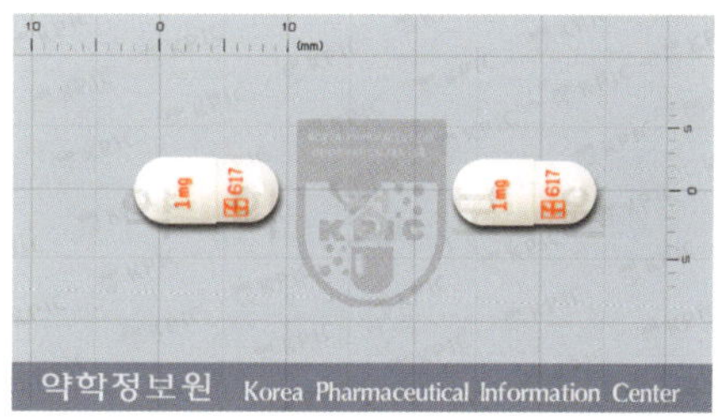

프로그랍 1mg

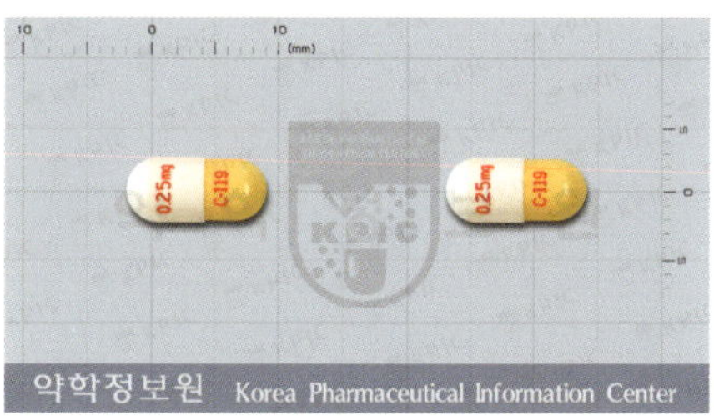

타크로벨 0.25mg

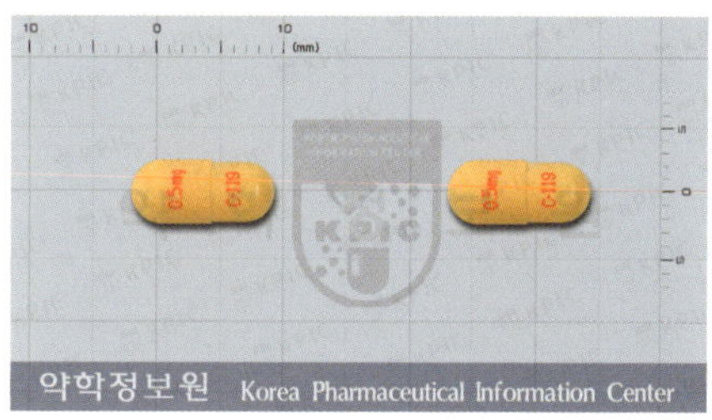

타크로벨 0.5mg

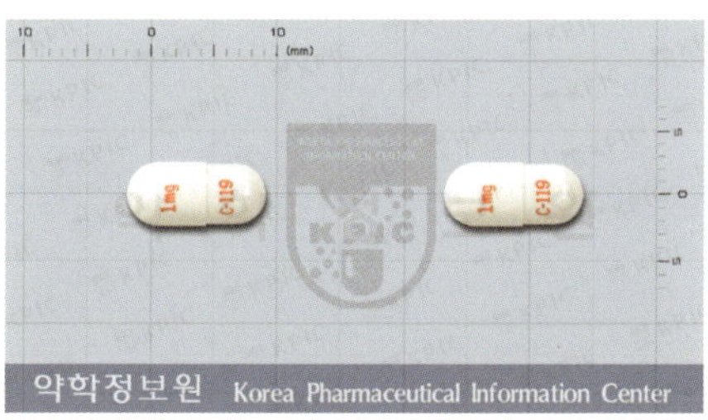

타크로벨 1mg

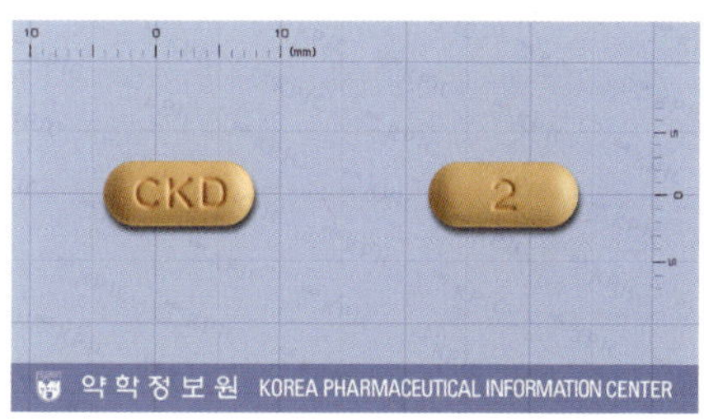

타크로벨 2mg

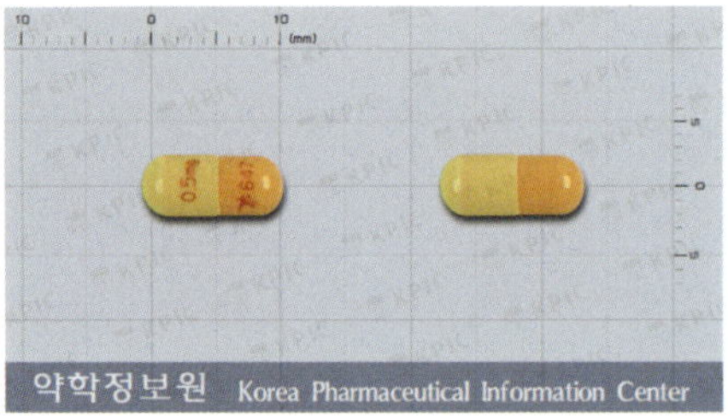

아드바그랍 0.5mg

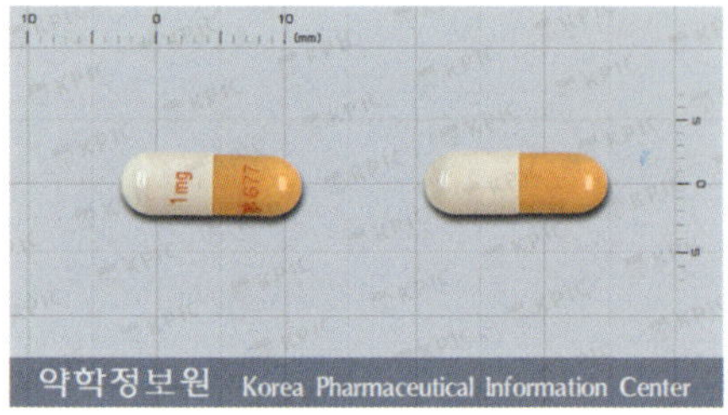

아드바그랍 1mg

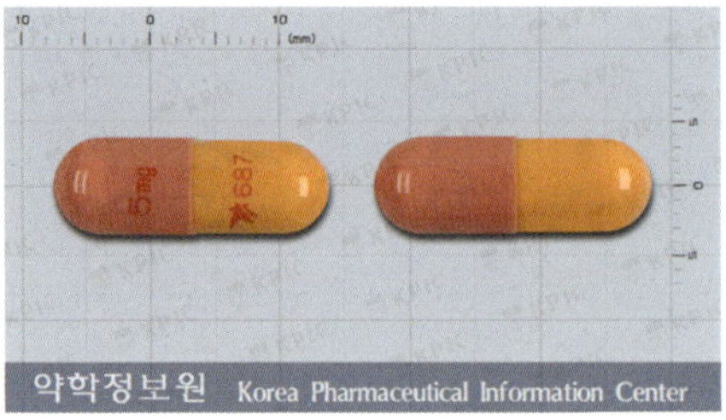

아드바그랍5mg

③ 복용 방법

타크로리무스는 하루에 12시간 간격으로 두 번 복용한다. 복용 시간은 식전 1시간 또는 식후 2시간 공복에 복용한다. 식사와 함께 복용하면 약물의 흡수가 떨어지게 되고 다른 약제와 상호작용을 일으킬 수도 있으므로 반드시 담당의사와 상의하여 처방을 받은 후 복용해야 한다.

④ 혈중 농도 측정

타크로리무스의 흡수율은 개인마다 차이가 있고 또한 목표 농도가 이식후 시기에 따라서 다르기 때문에 적절한 치료 효과를 얻고 부작용을 예방하기 위해서는 혈중농도를 규칙적으로 검사해야 한다. 타크로리무스의 혈중 농도를 검사할 때에는 전날 약 복용 후 검사 당일 아침에 약을 복용하지 않고 내원하여 혈액검사를 받아야 하며 검사 이후에 타크로리무스를 복용해야 한다.(전날 저녁 복용 후 12시간 경과 후 채혈)

⑤ 부작용

타크로리무스의 부작용은 용량과 밀접한 관계가 있다. 특히 용량이 높은 이식 초기에 주로 발생하며 용량을 줄여나가면 일반적으로 점차 감소하게 된다. 만약 부작용이 나타나더라도 놀라지 말고 담당의사와 상의하기 바라며 절대 마음대로 복용을 중단해서는 안 된다. 타크로리무스 투여로 흔히 생길 수 있는 부작용은 다음과 같다.

- **신독성**
- **신경독성: 손발이 떨릴 수 있다.**
- **탈모**
- **감염: 요로 감염, 호흡기 감염, 기타 감염에 대한 위험이 증가한다.**
- **고혈압**
- **당뇨**
- **기타: 오심, 구토, 설사, 경련, 두통, 백혈구감소 등이 드물게 나타날 수 있다.**

⑥ 상호작용 하는 약제들

타크로리무스는 여러 약제와의 상호작용으로 인하여 타크로리무스 부작용이 증가되거나 반대로 면역억제 효과가 감소하기도 한다.

- 타크로리무스의 혈중 농도를 증가시키는 약제:
  곰팡이 치료제(fluconazole, voriconazole), 심장약(diltiazem), 피임약 등
- 타크로리무스의 혈중 농도를 감소시키는 약제:
  결핵치료제(rifampicin), 경련치료제(carbamazepine) 등

II. 사이클로스포린(cyclosporine)

: 사이클로스포린도 타크로리무스와 마찬가지로 선택적인 T림프구 억제 약제이다. 타크로리무스보다 이전에 개발되어 이식에 혁신을 가져온 약제로, 미세유제(micro-emulsion) 기술의 도입으로 약물의 장내 흡수가 음식물 섭취나 담즙 분비에 의존하지 않게 되어 사이클로스포린의 흡수율과 혈중 농도를 일정하게 유지할 수 있게 되었다.

① 효능

사이클로스포린은 고형장기(신장, 간장, 심장, 췌장, 폐) 이식 시 거부반응의 예방 목적으로 복용하며 스테로이드와 미코페놀레이트는 병합 요법으로 사용한다.

② 종류와 제형

- 산디문 뉴오랄(Sandimmun Neoral), 사이폴엔(Cipol N), 임프란타(Implanta): 25mg, 100mg

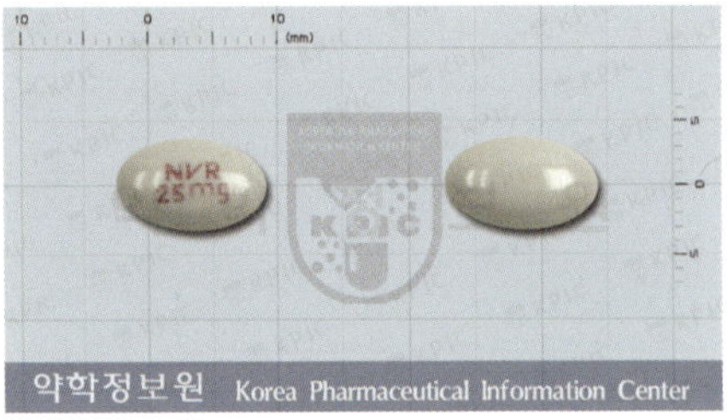

산디문 뉴오랄 25mg

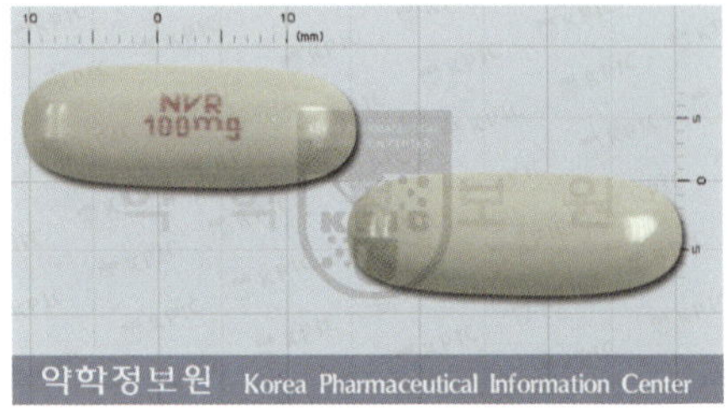

산디문 뉴오랄 100mg

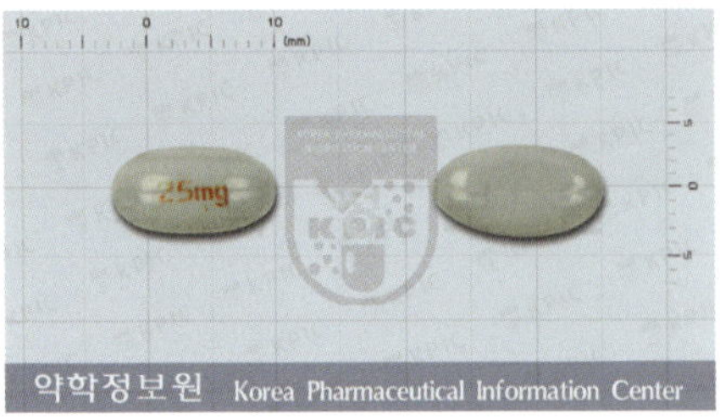

사이폴엔 25mg

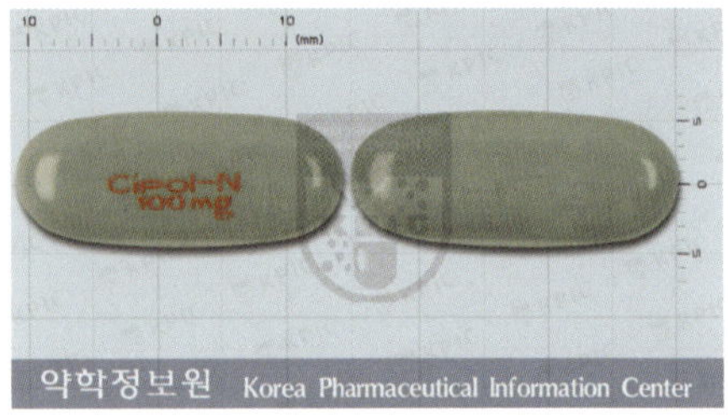

사이폴엔 100mg

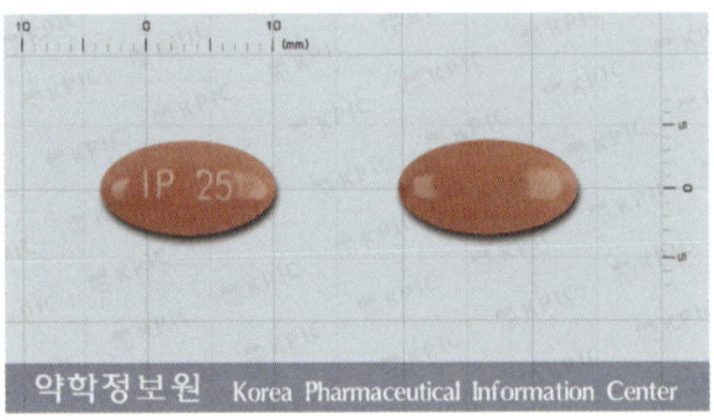

임프란타 25mg

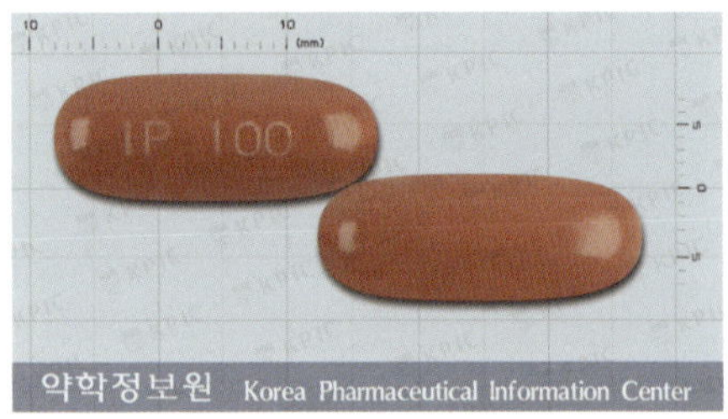

임프란타 100mg

③ 복용방법

사이클로스포린은 하루에 12시간 간격으로 두 번 복용한다.

④ 혈중 농도 측정

사이클로스포린의 흡수율은 개인차이가 있고 또한 치료기간에 따라서 필요한 용량이 다르기 때문에 적절한 치료 효과를 얻고 부작용을 예방하기 위해서는 혈중 농도를 규칙적으로 검사해야 한다.

사이클로스포린의 혈중 농도를 검사할 때에는 타크로리무스와 동일한 요령으로 전날 약 복용 후 아침에 약을 복용하지 않고 공복 상태로 내원하여 12시간 복용 시간을 지키고 혈액 검사를 받아야 하며 검사 이후에 사이클로스포린을 복용해야 한다.

⑤ 부작용

사이클로스포린의 부작용은 타크로리무스와 비슷하나 몇 가지 차이점이 있다. 타크로리무스의 경우 당뇨병, 신경독성이 사이클로스포린보다 조금 더 생길 수 있으며 사이클로스포린은 다모증, 잇몸비후증이 생길 수 있다.

⑥ 상호작용 하는 약제들

타크로리무스와 비슷하다.

Ⅲ. 미코페놀레이트(mycophenolate, MMF)

: 미코페놀레이트는 T림프구의 DNA 및 RNA 합성을 억제하여 T림프구 활성화를 억제한다.

① 효능

미코페놀레이트는 단독요법보다는 타크로리무스(또는 사이클로스포린), 스테로이드와 같이 복용한다. 임상적으로 미코페놀레이트를 추가 복용함으로써 급성거부반응 및 만성거부반응의 빈도가 감소하며 타크로리무스(또는 사이클로스포린)와 병합 투여할 경우 이들 약제의 투여용량이 감소함으로써 신장의 독성을 줄이는 효과가 있다.

② 종류와 제형

국내에 시판되는 약제는 아래와 같다.

- 셀셉트(Cellcept): 250mg
- 마이코놀(Myconol): 250mg
- 마이렙트(Myrept): 250mg, 500mg
- 마이폴틱장용정(Myfortic): 180mg, 360mg – 설사, 구토 등의 소화기 부작용을 개선시킨 약제이다.

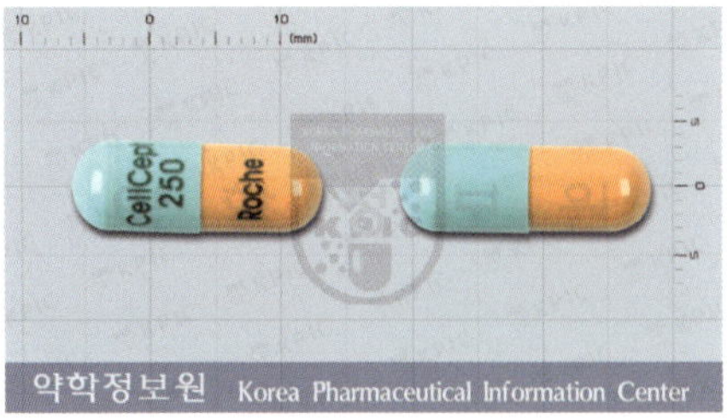

셀셉트 250mg

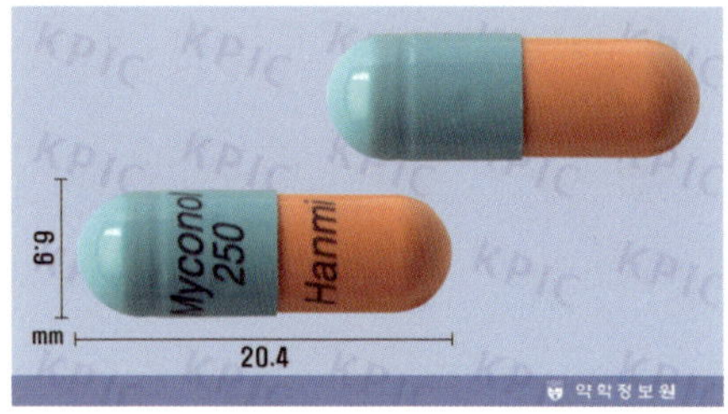

마이코놀 250mg

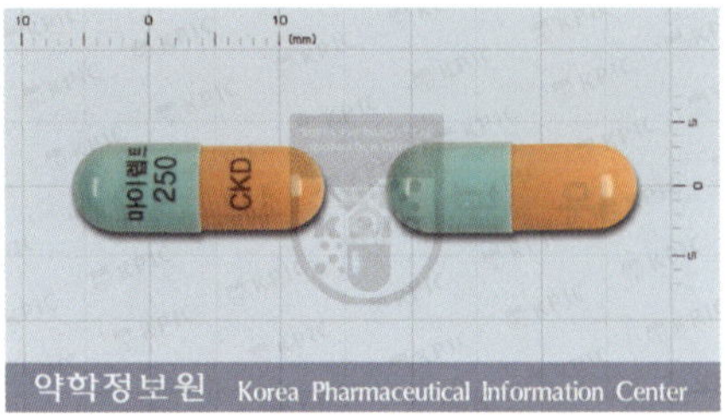

마이렙트 250mg

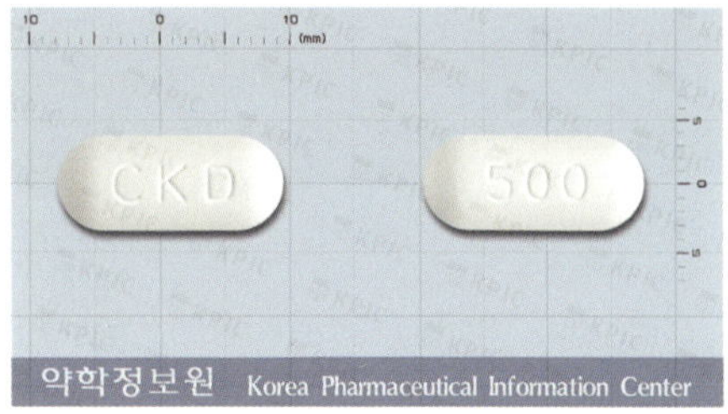

마이렙트 500mg

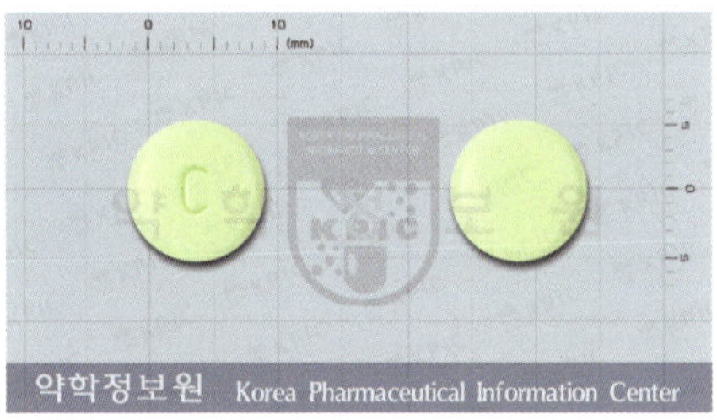

마이폴틱장용정 180mg

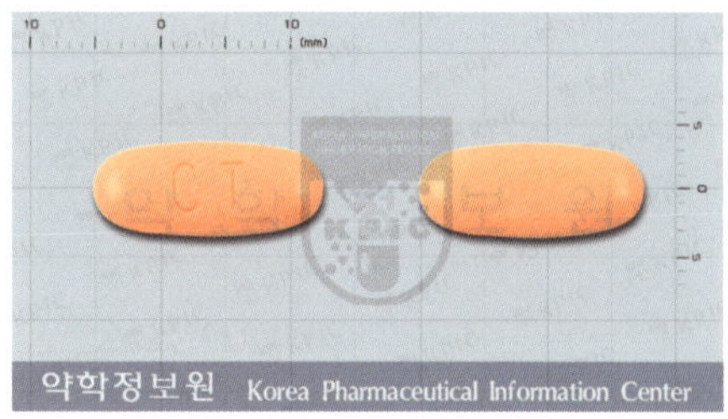

마이폴틱장용정 360mg

③ 복용방법

하루에 두 번, 아침과 저녁으로 복용한다. 복용량은 개인차가 있을 수 있으며 용량이 많을수록 일반적으로 더 많은 부작용이 발생할 수 있다.

④ 부작용

가장 흔한 부작용은 위장관 합병증이다. 설사, 구토, 식욕저하 등이 동반될 수 있다. 이러한 부작용이 발생할 경우 반드시 의사와 상의해야 한다.

– 감염의 증가: 특히 바이러스에 대한 감염을 증가시킨다.

– 혈액 및 림프계 부작용 : 백혈구 감소, 빈혈, 혈소판 저하 등의 골수억제가 나타날 수 있다.

Ⅳ. 스테로이드(steroid)

: 스테로이드는 50여 년간 사용되면서 장기이식 발전에 커다란 역할을 해왔다. 급성거부반응 치료와 면역억제 유지요법에 중요한 면역억제제로 쓰이고 있다.

① 종류

- 메치론(Methylon): 4mg
- 소론도(Solondo): 5mg
- 캘코트(Calcort): 6mg

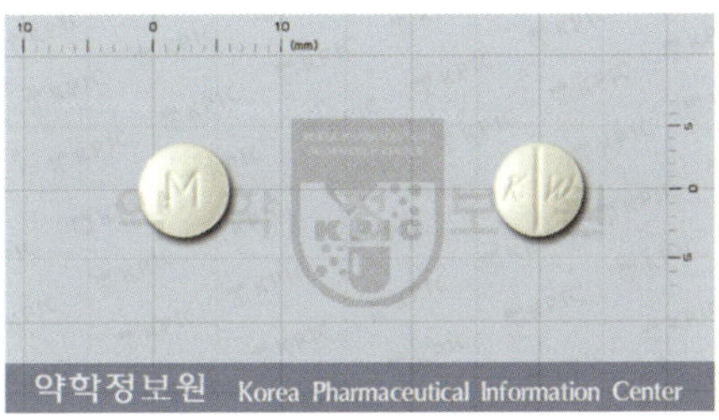

메치론

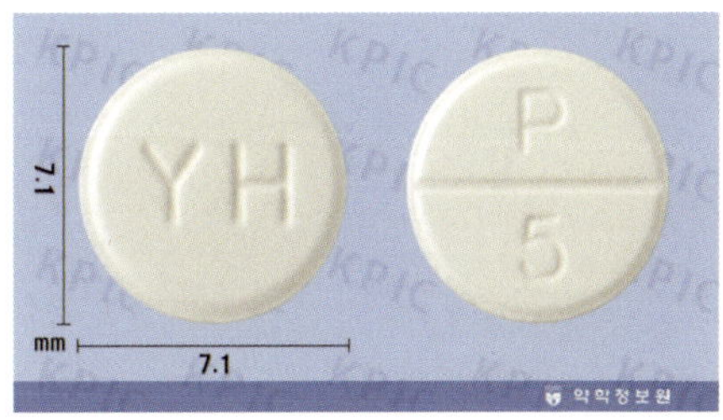

소론도

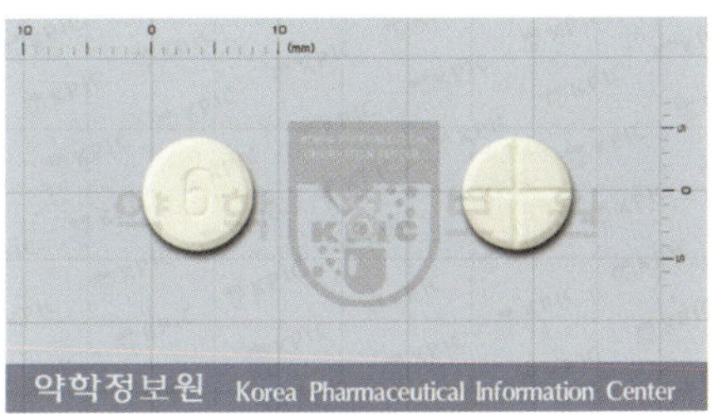

캘코트

② 부작용

스테로이드의 부작용은 일반적으로 복용하는 용량이 많을수록 부작용이 심하게 나타난다. 스테로이드 중 캘코트가 부작용이 상대적으로 적다고 알려져 있으나 이에 대해서는 임상연구가 더 필요하다.

- **감염**
- **위장장애**
- **부종**
- **고혈압**

- 고관절 허혈 괴사
- 체중증가 및 얼굴이 동그랗게 보름달처럼 변함(쿠씽형 얼굴) 또는 팔다리가 가늘어짐
- 당뇨병: 새로 당뇨병이 생기거나 기존의 당뇨가 심해짐
- 피부가 약해지고 쉽게 멍들거나 상처 회복이 느려질 수 있음
- 여드름이나 피부 발적
- 성장장애
- 정서 변화의 기복이 심해짐
- 기타: 백내장, 녹내장, 근육이나 관절 및 뼈의 약화, 경련, 월경불순, 다한증 등

V. 시롤리무스(sirolimus)

: 시롤리무스 혹은 라파뮨은 T림프구의 작용으로 인한 급성거부반응 및 만성거부반응의 발생을 예방하는 효과가 있다.

① 종류

라파뮨(Rapamun) : 0.5mg, 1mg, 2mg

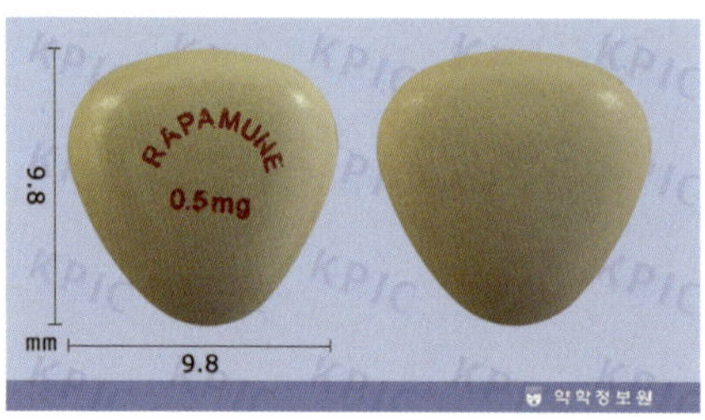

라파뮨 0.5mg

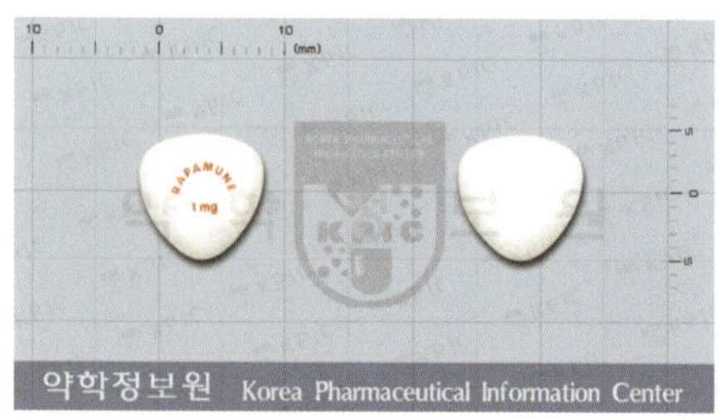

라파뮨 1mg

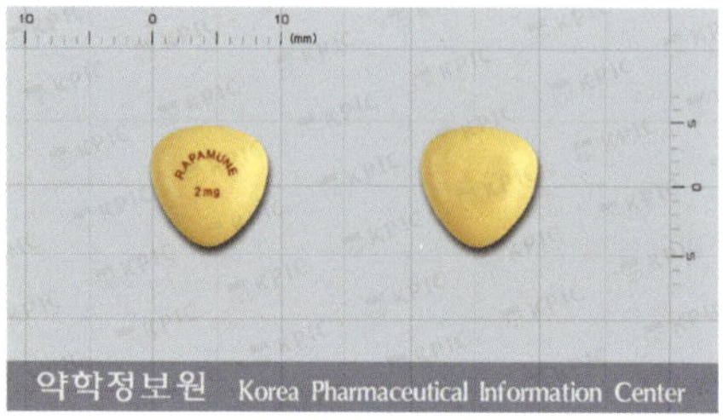

라파뮨 2mg

② 복용방법

시롤리무스는 일반적으로 하루에 한 번 복용한다. 사이클로스포린과 병용하는 경우에는 사이클로스포린 복용 4시간 후 복용하는 것이 권장된다.

③ 부작용

이상지질혈증, 상처회복 지연, 혈소판 감소증, 구강 궤양, 설사, 여드름, 발진 등

■ 거부반응 치료요법

Ⅰ. 세포성 거부반응

- 스테로이드 충격요법: 고용량의 스테로이드를 정맥으로 주사하여 세포성 거부반응을 치료한다. 이 치료 방법으로 70~80%의 급성 거부반응은 호전된다.
- 치모글로부린: 이식 후 유도요법 또는 스테로이드에 반응하지 않는 급성 거부반응의 치료제로 사용한다. 일반적으로 5~10일간 투여하며 체중을 고려하여 용량을 정하고 정맥으로 주사한다.

Ⅱ. 항체성 거부반응

- 맙테라(리툭시맙): 면역세포 중 B림프구를 선택적으로 파괴하여 항체 생성을 억제함으로써 항체성 거부반응을 치료한다.
- 정주용 면역글로부린: 다양한 작용 기전(단핵구 수용체의 차단, 항체에 대한 직접적인 중성화, 활성화된 B림프구의 발현 억제 등)으로 면역기능을 조절하여 항체성 거부반응을 치료한다.
- 벨케이드(볼테조밉): 항체를 분비하는 형질세포의 사멸을 유도하여 항체 생성을 억제한다.

5) 면역억제제 이외의 약물

앞에서 설명한 면역억제제 외에도 수술 후 합병증 치료나 증상 완화 및 기타 목적으로 여러 가지 약제를 복용해야 하는 경우가 많다.

(1) 혈압약(항고혈압제)

이식 후 주로 복용하는 혈압약의 종류는 다음과 같다.

- 이뇨제
- 베타 차단제
- 칼슘길항제
- 안지오텐신 전환효소(ACE) 차단제와 안지오텐신 수용체 차단체
- 알파(α) 차단제
- 혈관확장제

① 이뇨제

이뇨제는 고혈압 치료제의 기본약물이다. 이뇨제는 다른 약물과 병용함으로써 심혈관계 질환과 유병률 및 사망률을 줄일 수 있다. 일반적으로 투여되는 이뇨제는 다이크로지드, 라식스, 토렘 등이며 이들은 공통적으로 신세뇨관에서 수분과 염분의 흡수를 억제하여 소변량을 증가시키고 결국 체액량을 줄임으로써 혈압을 떨어뜨리는 약제들이다. 이뇨제의 부작용으로는 저칼륨혈증, 고요산혈증, 고지질혈증 등이 있다.

② 베타 차단제

베타 차단제는 이뇨제와 더불어 고혈압 치료에 가장 널리 사용되는 약제이다. 베타차단제는 심혈관계에 특이적으로 작용하여 혈압을 낮춘다. 대표적인 약제로는 딜라트렌(carvedilol), 콩코르(bisoprolol) 등이 있다. 베타 차단제의 부작용으로는 기관지천식, 성기능 저하, 저혈당 및 심부전 악화 등이 있다. 남성의 경우 발기부전이 올 수 있으므로 이 경우 주치의와 상의해야 한다.

③ 칼슘길항제

칼슘길항제는 혈관 세포 내로 칼슘의 이동을 차단하여 혈관을 이완시켜 혈압을 떨어뜨리는 약제이다. 항고혈압제로 노바스크(norvasc: amlodipine)와 아달라트(adalat: nifedipine)가 흔히 사용되며 사이클로스포린과 병용할 때 사이클로스포린의 혈중 농도를 올리고 잇몸 비후 부작용이 발생할 가능성이 커지므로 주의가 필요하다. 칼슘길항제의 부작용으로는 발목 부종, 두통, 홍조, 두근거림, 변비 등이 있다.

④ 안지오텐신 전환효소 차단제와 안지오텐신 수용체 차단제

안지오텐신이 작용하는 수용체를 차단하여 혈압을 강하시키는 작용이 있다. 대표적인 안지오텐신수용체 차단제로는 코자(losartan), 아프로벨(Ibersartan), 아타칸(candesartan), 디오반(valsartan) 등이 있으며 약제의 성분명이 사탄(sartan)으로 끝나기 때문에 쉽게 알 수 있다. 부작용으로는 부종, 고칼륨혈증, 빈혈, 드물게 기침 등이 있다.

⑤ 알파 차단제

알파차단제는 혈관 근육세포의 알파아드레날린 수용제를 차단시킴으로써 신경에서 아드레날린의 분비를 억제하여 혈압을 낮춘다. 대표적인 약제로는 카두라엑스엘서방정(doxazosin)이 있다. 알파 차단제의 부작용으로는 기립성 저혈압, 어지럼증 등이 있다.

⑥ 혈관확장제

혈관확장제는 혈관 근육세포에 직접 작용하여 동맥을 이완시켜 혈압을 떨어뜨린다. 흔히 쓰이는 약제로는 미녹시딜(minoxidil)과 히드랄라진(hydralazine) 등이 있다. 임상적 이용은 혈압 조절이 극히 어려운 경우에 국한하여 고려할 수 있다. 혈관확장제의 부작용으로는 두통, 식욕부진, 오심, 구토, 두근거림 등이 있다.

(2) 이상지질혈증 치료제(고지혈증 약)

이상지질혈증(고콜레스테롤증, 고중성지방증)은 이식 후 면역억제제를 복용하면서 흔하게 경험하는 합병증이다. 이상지질혈증은 동맥경화의 원인이 되므로 적극적인 치

료를 요하나 횡문근융해증이라는 근육이 괴사에 빠지는 심한 부작용이 있을 수 있으므로 가능한 저용량을 복용해야한다. 현재 흔하게 사용되고 있는 고콜레스테롤증 치료약제는 약제의 성분명이 스타틴(statin)으로 끝나기 때문에 쉽게 알 수 있다.

(3) 당뇨약

췌장이식 후에는 경구 당뇨약을 보조적으로 사용할 수 있다. 흔하게 사용되고 있는 당뇨약으로는 가브스(Galvus), 트라젠타(Trajenta), 다이아벡스(Diabex) 등이 있다.

(4) 위장약

췌장이식 후 투약하는 위장약에는 식도나 위, 십이지장의 궤양 방지나 치료를 위해 쓰이는 약제 및 위장운동을 촉진시켜주는 약제 등 여러 종류가 있다.

- 위산분비 억제제: 가스터(famotidine), 판토록(pantoprazole), 넥시움(esomeprazole)
- 위보호제: 알맥스현탁액(almagate)
- 위장운동 촉진제: 가스모틴(mosapride), 가나칸(itopride), 모틸리톤 등

(5) 항감염제

항감염제는 이식환자가 세균, 결핵균, 곰팡이 및 바이러스 등에 의해 감염되었을 때 또는 감염을 예방하기 위해 쓰이며 작용하는 미생물의 종류에 따라 다음과 같이 분류하고 있다.

① 항생제

포도상구균과 같은 그람양성균이나 대장균과 같은 그람음성균에 의해 감염되었을 때 사용한다. 항생제는 화학구조나 화학적 성질에 따라 페니실린, 세팔로스포린 등 여러 종류로 나눌 수 있다. 각각의 항생제는 각기 독특한 세균에 작용한다.

② 항결핵제

우리나라는 결핵의 발생빈도가 대단히 높기 때문에 이식 환자에서 결핵의 유병율이 높다. 결핵균은 폐, 신장, 신경, 뼈 등 우리 몸 속의 다양한 장기에서 병을 일으킬 수 있으며 침범된 장기에 따라 여러 가지 증상이 나타난다. 가장 흔한 폐결핵의 경우,

70~80% 정도의 환자에게서 기침과 가래 등의 증상이 나타난다. 결핵으로 진단되면 항결핵제로 치료한다. 항결핵제 복용 중 주의할 점은 리팜핀(rifampin)이라는 약제가 면역억제제의 혈중농도를 크게 떨어뜨려서 이식 장기의 거부반응의 위험을 높인다는 것이다. 때문에 복용을 시작할 때와 중단하는 시점에 면역억제제의 혈중농도를 자주 측정해서 복용량을 증감시켜야 한다.

③ 항진균제(곰팡이치료제)

이식 후 초기에는 구강이나 식도에 칸디다에 의한 곰팡이 감염이 흔하므로 항진균제를 통상 복용하게 된다. 수술 후에도 곰팡이에 의한 폐렴이나 수막염은 생명을 위협하므로 추적검사를 게을리 해서는 안 된다. 기타 신체 여러 부위의 피부곰팡이 감염(무좀) 등에서도 항진균제를 사용하여야 한다. 항진균제는 항결핵제와 반대로 면역억제제의 혈중농도를 올릴 수 있으므로 복용을 시작할 때와 중단하는 시점에 면역억제제의 혈중농도를 자주 측정해야 한다.

④ 항바이러스제

이식 후에는 피부나 점막에 붉은 반점과 함께 군집을 이루는 작은 물집이 생기는 단순포진 또는 심한 통증을 동반하면서 붉은 발진이나 수포가 생기는 대상포진이 흔히 발병할 수 있다. 이는 모두 바이러스가 일으키는 질병으로 아크로바정(acyclovir), 팜비어정(famciclovir) 등의 투여로 예방 또는 치료할 수 있다.

바이러스감염 중 거대세포바이러스는 가장 무서울 뿐만 아니라 거부반응과의 감별이 어렵고 환자의 생존에도 심각한 영향을 미칠 수 있는 감염이다. 거대세포 바이러스는 식도, 위, 대장을 포함하여 어떤 소화기관이더라도 침범할 수 있으며 궤양, 대장염 등을 일으키고 이로 인해 연하곤란, 오심, 구토, 복통, 설사 또는 피가 섞인 대변과 같은 증상이 나타나기도 한다. 또한 거대세포 바이러스는 중증 폐렴을 일으키거나 시야가 흐려지고 좁아지는 망막염을 일으키기도 한다. 거대세포바이러스 질환은 싸이메빈주사(ganciclovir) 또는 발싸이트정(valganciclovir) 투여로 예방 또는 치료할 수 있다.

(6) 항혈전제

- 항응고제: 와파린
- 항혈소판제: 아스피린, 플라빅스 등

6) 이식 수술 후 약제에 대해 주의할 점

새로운 면역억제제가 계속 개발되고 있고 이러한 약제들은 효능이 뛰어나고 부작용도 적다. 그래서 향후 이식 장기의 생존율과 이식 환자의 삶의 질을 향상 시킬 것으로 기대되고 있다. 이식 환자들은 기본적으로 이러한 면역억제제 뿐만 아니라 이외의 다양한 약제를 함께 투여 받게 된다. 각각의 약제는 필요한 약이지만 경우에 따라 심각한 부작용을 일으킬 수 있으므로 그 어떤 약도 마음대로 용량을 조절하거나 중단해서는 안 되며 부작용이 있을 경우에는 반드시 주치의와 상의해야 한다.

특히 이식 수술 후에 몸보신을 한다는 이유로 민간요법에 기대거나 한약 등을 복용하는 경우가 있는데 이러한 약제 복용은 검증되지 않은 것으로 예상치 못한 부작용을 유발할 수 있어 주의해야 한다. 그리고 감기와 같이 가벼운 호흡기 질환을 앓을 때에도 임의로 약을 복용하지 말고 반드시 주치의와 상의하거나 장기이식센터에 문의하여 그 지시에 따라야 한다.

제3장
새로운 삶을 맞이하며

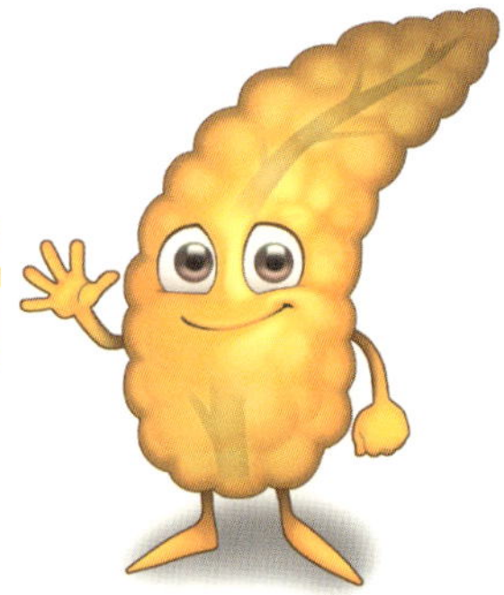

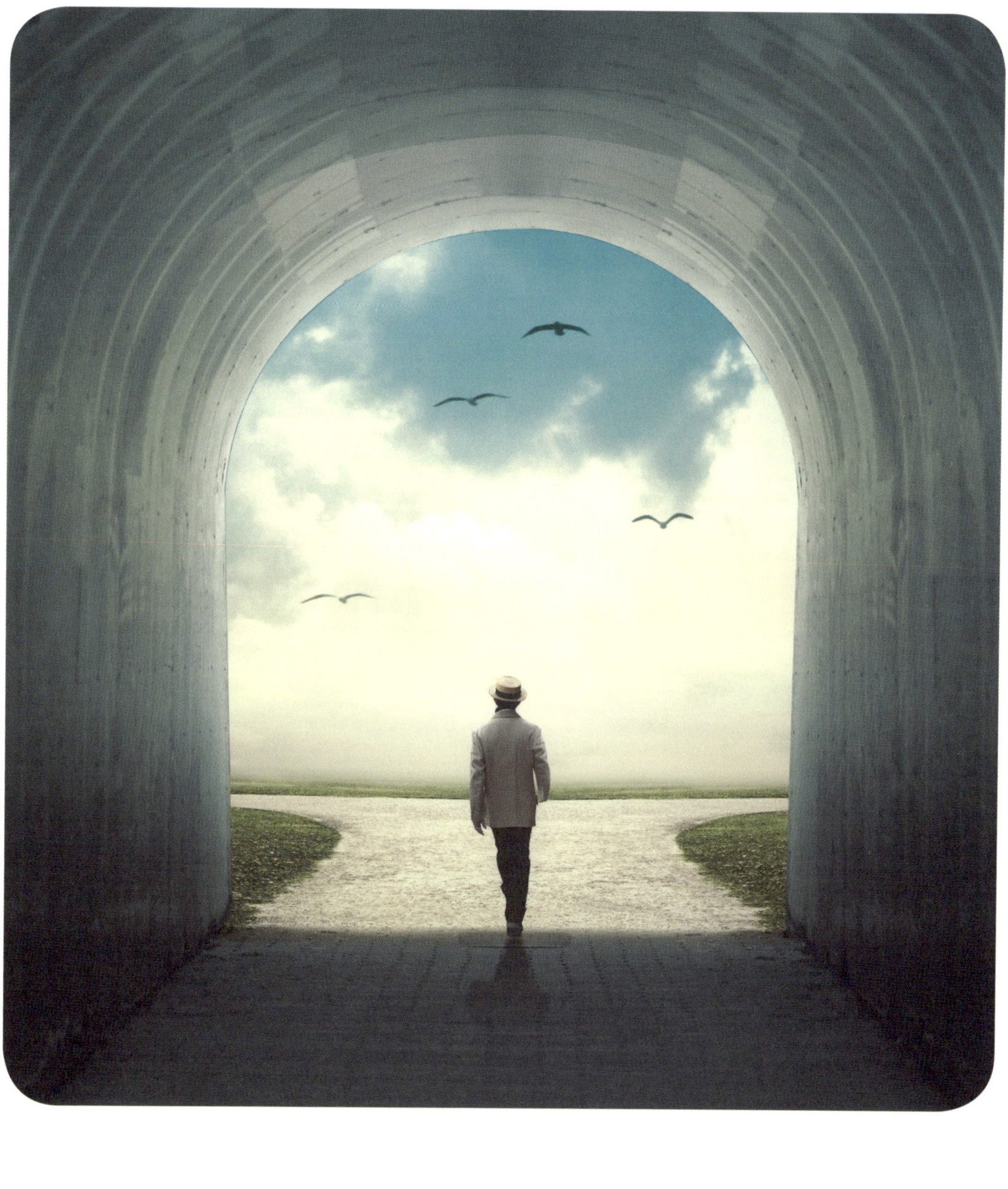

제3장 새로운 삶을 맞이하며

1. 이식 수술 후에 일어나는 일

1) 면역거부반응

최근 들어 수술 기술 및 면역억제제의 발전으로 췌장이식 성공률은 과거에 비해 많이 향상되었다. 그럼에도 아직 신장이식에 비하면 환자의 장기 생존율이 다소 낮은 상태인데, 이에 영향을 미치는 여러 가지 요인 중 가장 중요한 것이 면역 거부반응이다. 췌장이식 후 발생하는 거부반응의 종류와 진단방법, 그에 따른 치료방법에 대하여 살펴보도록 하자.

(1) 임상진단

거부반응이 발생한 대부분의 환자는 임상적으로 증상이 없는 경우가 많으며, 있더라도 그 정도가 강하지 않은 경우가 많다. 발생 가능한 증상으로는 이식 췌장 주위의 통증, 장 마비증상, 미열 등이 있을 수 있다.

췌장의 거부반응 지표로 사용할 수 있는 검사로는 크게 소화효소를 분비하는 췌장의 외분비 기능과, 인슐린에 의한 혈당조절 기능에 주로 관계된 내분비 기능으로 분류할 수 있다. 혈액 검사를 통해 진단해 볼 수 있는 수치로는 혈중 아밀라제(amylse), 리파아제(lipase)가 있을 수 있으며, 내분비 기능은 주로 혈당과 관련된 지표들이 있다. 이식한 십이지장을 방광에 연결한 경우에는 소변에서 아밀라제(amylse)와 리파아제(lipase)의 농도를 측정하여 췌장기능을 유추해 보고 거부반응의 지표로 사용한다. 그러나 방광 연결에 따른 합병증의 발생으로 최근에는 대부분의 경우 소장에 연결하고 있어 그 외에 거부반응을 정확히 반영하는 표지자는 많지 않은 상황이다. 기증자가 동일한 신 · 췌장이식의 경우에는 면역학적으로 신장과 췌장이 일치하기 때문에 혈중 크레아티닌과 같은 신장기능을 평가하는 지표를 통해 췌장의 기능을 유추해 볼 수 있다. 그러나 이 또한 신장과 췌장이 서로 거부반응이 동시에 발생하지 않는 경우가 있어 한계가 있다.

(2) 조직학적 진단

거부반응의 정확한 표준진단법은 조직검사를 통한 병리학적 진단이다. 조직검사를 위해서 가장 많이 사용되는 방법은 초음파를 확인하면서 세침검사를 통해 조직을 얻어 확인하는 것이다. 출혈, 감염, 췌장액 누출 등의 합병증이 있을 수 있으나 그 빈도가 크지 않아 비교적 안전하게 시행되고 있다. 소장이나 대장이 췌장을 덮고 있어 세침검사로 접근이 어려운 경우에는 복강경 수술을 통해 직접 췌장 조직을 얻기도 한다. 그 외에도 이식된 췌장이 십이지장에 위치하거나 근위부 소장에 연결된 경우에는 내시경을 통한 조직검사를 시도하기도 하지만 일반적으로 접근이 쉽지 않다.
거부반응의 진단은 Banff 기준에 의해 하게 되며 다음과 같이 나뉜다.

① 정상
② 불명확
③ 세포성 거부반응 : 급성(1단계~3단계), 만성
④ 항체 매개 거부반응 : 초급성, 급성, 만성
⑤ 만성거부반응/섬유화(1단계~3단계)
⑥ 그 외 기타 진단

(3) 거부반응의 진단 및 치료

이식 후 거부반응은 시기에 따라 초급성, 급성, 만성 거부반응으로 분류된다.
초급성 거부반응은 수혜자가 공여된 췌장에 직접 반응할 수 있는 항체가 있어, 수술 중 관류 후 수분 내에 바로 발생하는 경우이다. 최근에는 이식 전 교차반응 검사와 면역억제제의 발달로 매우 드물게 발생한다.
급성 거부반응은 주로 이식 후 수개월 내에 발생하며 그 이후에도 발생할 수 있다. 거부반응을 유발하는 기전에 따라 세포성 및 체액성 거부반응으로 나눌 수 있다.
만성 거부반응은 수년에 걸쳐 지속적으로 발생하는데 급성 반응이 아니기 때문에 증상이 바로 나타나지는 않는다. 그러나 오랜 시간 동안 만성적으로 진행하여 장기 생존율에 영향을 주는 거부반응이다.
적절한 치료가 중요한 급성 거부반응의 기전과 그에 따른 치료 방법을 살펴보도록 하자.

① 세포성 급성 거부반응

세포성 급성 거부반응은 주로 이식 직후부터 수개월에서 1~2년 내에 발생 위험이 높은 거부반응이다. 주로 T 림프구들이 역할을 하여 발생하며 세포독성 T 세포들이 혈관 내피세포를 통해 이식 장기에 침투하여 췌장 세포의 염증과 파괴를 유발한다. 이에 대한 치료는 고용량 스테로이드 요법을 사용하게 된다.

스테로이드는 총 용량 1.5g에서 3g 정도를 3~5일간에 걸쳐 투여하여 항염작용을 통해 T 림프구에 의한 거부반응을 안정화시킨다. 그 외에 사용 가능한 치료는 T 림프구에 대한 항체로 이루어진 치모글로빈이라는 약제를 통한 치료이다. 치모글로빈은 제조 과정에서 흉선 조직을 이용하여 T 림프구를 무력화시키는 항체를 이용해 만든 약제이므로 다양한 T 림프구 및 B 림프구를 동시에 공격할 수 있는 장점이 있으나 주입 시 발열, 백혈구나 혈소판 감소 등의 항체 매개 부작용이 발생할 수 있다.

② 체액성 급성 거부반응

체액성 급성 거부반응은 이식 후 어느 시점에서나 발생 가능한 거부반응으로 수혜자의 혈액 속에 순환하는 면역글로블린 항체와 이를 돕고 세포를 공격하는 보체의 반응에 의해 일어난다. 항체는 주로 특정 항원을 접하였을 때 이를 기억하는 면역세포의 반응으로 주로 B 림프구를 통해 만들어지며 이전에 이식을 받았던 환자나 수혈력, 임신력이 있는 환자가 체액성 거부반응의 위험도가 높은 이유이다.

따라서 이에 대한 치료로는 혈장교환술이 있다. 인위적으로 환자의 혈장을 제거하고 알부민이나 신선동결혈장 등으로 치환해줌으로써 물리적으로 혈액 속에 항체를 제거하는 방법이다. 주로 3~5회 정도의 치료를 기본으로 하나 임상양상이나 항체의 정도에 따라 추가적인 혈장교환술이 필요하게 된다.

면역글로블린 주사요법을 혈장교환술과 같이 사용해 볼 수 있는데, 면역글로블린의 치료 기전은 생성된 항체의 무력화, 면역반응의 약화 등을 통해 항체 매개 거부반응을 약화시킨다.

그 외에도 B 림프구에 대한 항체인 리툭시맙을 통해 B 림프구의 수를 감소시켜 항체 발생을 감소시키는 약제를 사용하거나 항원을 기억하였다가 이식췌장에 대한 항체를 만들어 내는 마지막 단계 세포인 형질세포를 억제하는 볼테조밉(벨케이드)이라는 약제를 사용해 볼 수 있다.

2) 이식 수술 후의 성적

췌장이식을 준비하는 환자들이 이식 수술을 받기 전에 가장 궁금해 하는 사항 중 하나는 이식한 췌장을 얼마 동안 사용할 수 있는가 하는 점이다. 1966년 미국에서 췌장이식이 시작된 이후 면역억제제, 수술 기술의 발전 및 수술 전후의 경험이 쌓이면서 췌장이식의 성적은 꾸준히 향상되고 있다. 췌장이식의 성적은 '췌장 단독 이식', '신·췌장 동시 이식', '신장이식 후 췌장이식'의 이식 형태에 따라 차이를 보이고 있다. 췌장이식의 장기 생존율은 수술 중 혹은 이후에 발생할 수 있는 합병증 및 이식 후 발생하는 거부반응 영향으로 일반적으로는 신장이식보다 좋지 못한 것으로 보고되고 있다.

세 가지 췌장이식의 형태 중 신·췌장 동시 이식의 성적이 가장 우수하며, 췌장 단독 이식의 경우 이식 췌장 생존율이 가장 낮은 것으로 보고된다. 각 이식 형태에 따른 성적은 다음과 같다.

<표 1> 이식 췌장 생존율

	서울아산병원			미국 (UNOS)		
	췌장 단독	신장이식 후 췌장	신 · 췌장 동시	췌장 단독	신장이식 후 췌장	신 · 췌장 동시
1년	89%	96%	94%	80%	87%	85%
5년	71%	87%	90%	53%	65%	73%
10년	65%	68%	76%	40%	40%	56%

※ 췌장의 생존기간은 췌장이식 시점부터 인슐린을 끊고 혈당을 정상으로 유지하는 기간을 뜻함

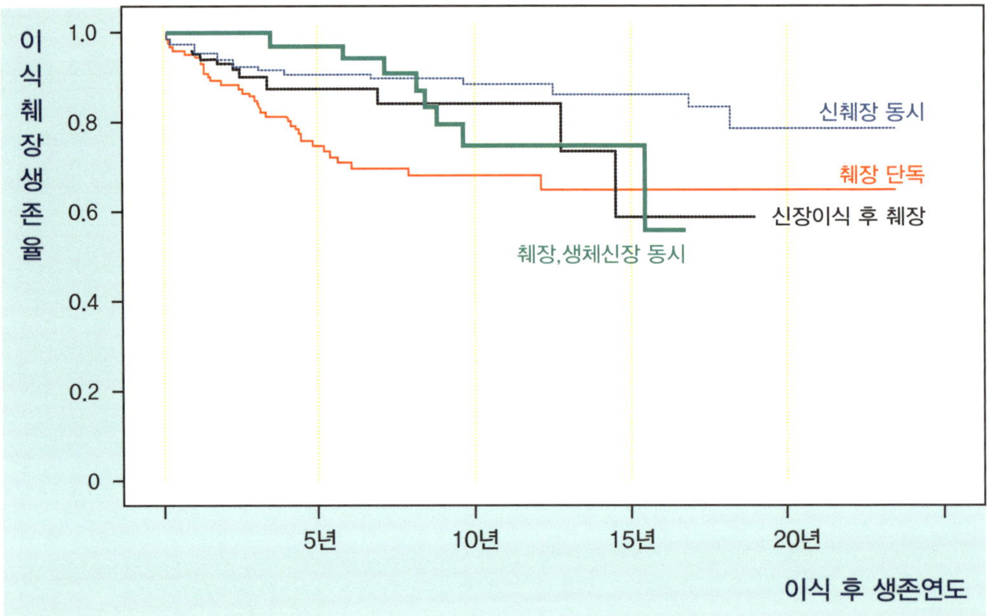

<그림 1> 이식 췌장 생존율

■ **췌장 단독 이식**

미국의 장기이식 관리기관(UNOS: The United Network for Organ Sharing)에 등록된 췌장 단독 이식의 성적을 살펴보면, 2000년 이후 시행된 췌장 단독 이식 환자에서 5년 장기 생존율은 53%로 보고되고 있다. 즉, 췌장 단독 이식을 받은 환자에서 5년 동안 췌장이 기능을 하고 있을 확률은 50% 정도라고 할 수 있는 것이다. 짧게 1년 성적을 살펴보면 췌장 단독 이식의 경우 79.5%로 보고되어 있으며, 장기 생존율인 10년 성적은 약 40%였다. 다만 2011~2016년에 췌장 단독 이식을 시행받은 환자들의 장기 생존율은 1년에 83.9%, 3년 71.4%로 지속적으로 성적이 향상되고 있음을 알 수 있다. 서울아산병원에서 2006년 이후 췌장 단독 이식을 받은 환자들의 이식 장기 생존율은 1년에 89.1%, 5년 70.7%, 10년 65%를 보이고 있다. 이식 후 환자의 생존율은 미국의 경우 5년에 90%, 10년에 80%정도로 보고되고 있다.

■ **신장이식 후 췌장이식**

신장이식 후 췌장이식은 췌장 단독 이식보다는 성적이 좋은 것으로 보고되고 있다. 미국에서 2000년 이후 시행된 신장이식 후 췌장이식 환자에서의 췌장 생존율은 5년에 약 65%, 10년에 40% 정도로 보고된다. 서울아산병원의 경우 2006년 이후 신장이식 후 췌장이식 환자에서의 췌장 1년, 5년, 10년 생존율은 각각 96%, 87%, 68%를 유지하고 있다. 환자의 생존율은 미국의 경우 5년에 87%, 10년에 70%로 보고되었다.

■ 신 · 췌장 동시 이식

신 · 췌장 동시 이식은 췌장이식의 세 가지 형태 중 췌장이식의 성적이 가장 좋다. 미국에서 2000년대 이후 보고되고 있는 신 · 췌장 동시 이식에서의 췌장이식 장기 생존율은 1년 85%, 5년 73%, 10년 56%였으며, 서울아산병원의 신 · 췌장 동시 이식을 시행받은 환자에서 1년, 5년, 10년 췌장 생존율은 94%, 90%, 76%였다. 미국에서 시행된 신 · 췌장 동시 이식 환자의 생존율은 5년 90%, 10년 75%였다.

3) 합병증

최근 췌장이식 수술 기술의 발달과 수술 후 사용하는 다양한 면역억제제의 개발 그리고 개선된 약제의 병합요법은 거부반응의 감소와 약제에 대한 부작용의 감소를 가져왔다. 또한 수술 후 환자 관리 개선 등으로 췌장이식 후 환자 및 장기 생존율이 향상되었으며 수술 후 합병증의 감소도 이루어지고 있다. 하지만 췌장이식은 이식 수술 후 합병증이 다른 장기이식 수술보다 여전히 많아서 이에 대한 예방과 적절한 치료가 필요하다.

(1) 외과적 합병증

수술과 연관된 합병증은 과거에 비해 현저히 감소했지만 수술 실패가 여전히 췌장이식 후 이식 편 실패의 가장 큰 요인 중의 하나라고 할 수 있다. 뇌사기증자로부터 췌장이식을 받는 경우, 췌장 전체와 췌장 머리 부분을 감싸는 십이지장을 함께 이식받게 된다. 췌장 주변의 혈관 분포가 복잡하고 췌장에서 장으로 분비되는 소화효소 등으로 인해 혈관 재건술 및 장문합술 등의 복잡한 수술 기술이 필요하게 되고 이를 시행하는 과정에서 합병증의 발생 가능성을 항상 고려해야 한다.

(2) 혈관 합병증

췌장에 동맥혈을 공급하는 주요한 동맥은 비장 동맥(Splenic artery)과 상장간막 동맥 (Superior mesenteric artery)의 두 가지가 있기 때문에 이식 수술에서는 이 두 개의 동맥을 하나의 동맥으로 만드는 복잡하고 정교한 혈관 재건술이 필요하다. 반면에 수혜자의 동맥은 당뇨로 인해 동맥경화증이 있는 경우가 많아 동맥 혈관 문합술을 시행하면서 혈관이 좁아지거나 문합 부위의 출혈 등의 가능성이 있을 수 있다. 또한 간문맥(Portal vein)을 이용하여 정맥 문합을 하게 되는데 췌장이식 후의 정맥 혈류가 약하고 혈관 문합 부위가 좁은 경우 혈관 내 혈전(혈관 내 피가 응고된 상태로 일부 또는 전부를 막는 상태) 발생의 위험성이 높아진다.

혈전증은 췌장이식 후 관찰되는 가장 흔한 외과적 합병증으로 알려져 있다. 중등도 이상의 혈전증은 췌장을 이식받은 환자의 5~10% 정도에서 발생하는 것으로 보고되었다. 혈전증은 이식 수술 후 첫 2주 이내에 발생하는 경우가 90% 이상이다. 따라서 췌장이식 후 24시간 이내에 CT 혈관조영술을 시행하여 혈전 유무를 확인하고 혈전을 예방하기 위한 항응고제를 투여하게 된다. 혈전증의 정도가 심하지 않으면 항응고제 투여만으로 호전되지만 중등도 이상의 혈전증이 있을 경우 혈관조영술을 이용한 혈전 제거술을 함께 시행하는 것이 더 효과적이다.

혈전증과 함께 흔히 발생할 수 있는 혈관 합병증은 출혈이다. 췌장은 혈관 구조가 복잡하기 때문에 다른 장기에 비해 재관류 이후 출혈 위험성이 높은 편이다. 뿐만 아니라 혈전증 예방을 위해 이식 직후 항응고제를 지속적으로 투여하기 때문에 출혈의 위험성은 더 증가할 수밖에 없다. 출혈을 예방하기 위해서는 이식 수술 과정에서 세밀하게 지혈을 하는 것이 가장 중요하고 수술 이후에는 생체 신호와 배액관 색깔, 혈액 검사 등을 모니터링하면서 출혈이 의심이 되는 경우 신속하고 정확한 진단 이후에 적절한 치료를 결정해야 한다. 복강 내 감염 이후 동맥 내의 가동맥류(Mycotic pseudoaneurysm) 발생으로 혈관 폐색 또는 혈관 파열로 인한 출혈 가능성이 있기 때문에 복강 내 감염 발생 시 혈관 상태를 파악하는 것도 고려해야 할 사항이다.

(3) 복강 내 감염

췌장이식 후 복강 내 감염은 이식받은 췌장을 소실하거나 환자가 사망할 위험성도 있는 심각한 합병증이다. 지난 20여 년간 췌장이식 분야가 괄목할 만하게 발전한 것은 이러한 복강 내 감염 비율이 크게 감소했다는 점이다. 이것은 수술 기술의 개선과 함께 세균과 진균 감염에 대한 예방적 항생제/항진균제 사용, 새로운 면역억제제 사용으로 거부반응 발생률 감소, 엄격한 기증자 선정 등에 의해 이루어졌다고 볼 수 있다. 복강 내 감염은 주로 이식 후 90일 이내에 발생하고 복통, 복부 팽만 및 장폐색 등의 증상이 동반된다. 복강 내 감염의 30% 정도는 장문합 누출에 의해 발생하는데 복부 전산화 단층촬영을 통해 복강 내 저류액을 진단하고 배액관 삽입 및 항생제/항진균제 사용 등으로 복강 내 감염에 대한 치료를 할 수 있다. 이러한 치료로도 회복이 안 될 경우 지체 없이 수술적 치료를 고려해야 한다.

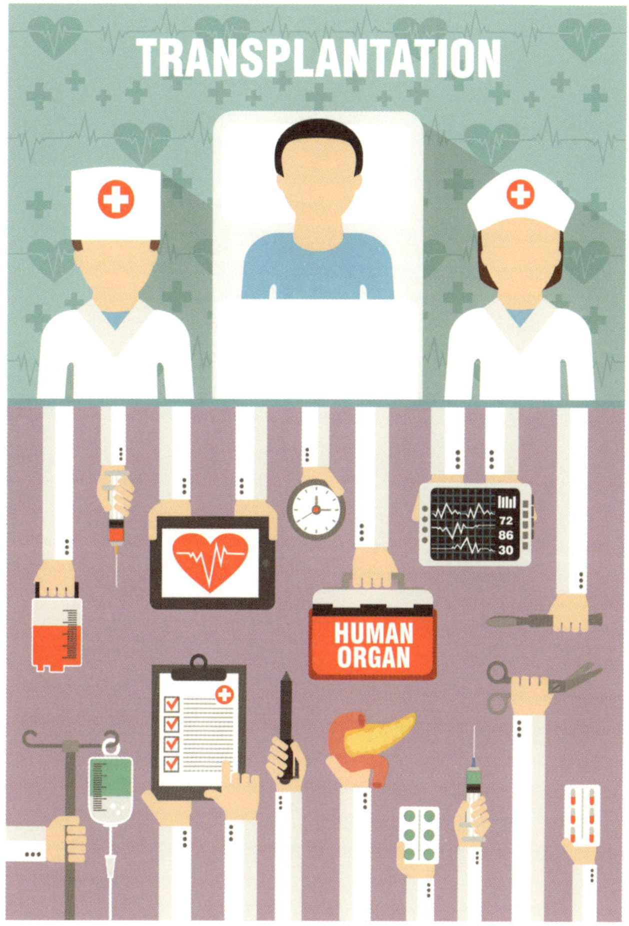

(4) 이식 췌장염

이식 췌장염은 복통 및 복부 팽만 등의 증상과 함께 혈청 아밀라제 효소 수치의 상승, 전산화 단층촬영 또는 초음파에서의 췌장 부종 및 염증 소견 등으로 진단할 수 있다. 이식 췌장염으로 인해 췌장 농양, 괴사, 췌장 주변 감염 또는 저류액, 가성 낭종 등의 합병증이 발생할 수 있다.

(5) 이식 십이지장 문합 부위 누출

이식 십이지장 문합 부위 누출은 췌장이식 후 발생할 수 있는 합병증 중 매우 위험한 합병증이다. 문합 부위 누출 후 복강 내 감염의 발생 위험이 높아지기 때문이다. 문합 부위 누출은 이식 십이지장을 소장에 연결했을 때보다 방광에 연결한 경우 빈도가 더 높은 것으로 알려져 있다. 하지만 소장에 연결한 이식 십이지장에서 문합 부위 누출이 있는 경우 감염발생으로 방광 문합보다 더 위험할 수 있다. 문합 부위 누출이 있을 때의 증상은 다양하지만 50% 정도에서 복통, 복부 팽만 및 고열을 동반한다. 문합 부위 누출에 대해 보존적인 치료를 통한 치료 성공률은 매우 낮으며 수술적 치료가 필요한 경우가 대부분이다.

(6) 방광 문합술과 관련된 합병증

췌장이식 이후 이식 십이지장 문합을 어디에 해야 하는지에 대해서는 아직도 논란의 여지가 있다. 방광 문합술의 장점은 소변으로 함께 배출되는 아밀라제 효소의 양을 측정하여 거부반응에 대한 표지자로 활용할 수 있다는 것이다. 하지만 신 · 췌장 동시 이식의 경우 같은 기증자로부터 신장을 이식받기 때문에 거부반응에 대한 모니터링을 혈청 크레아티닌 수치로 할 수 있다. 그래서 신 · 췌장 동시 이식의 경우 소장 문합술을 주로 하게 된다.

췌장 단독 이식의 경우도 소장 문합술을 최근에 많이 하는 추세인데, 방광 문합술의 경우 소변을 통해 탄산염(bicarbonate)을 비롯한 전해질과 체액이 지속적으로 소실되어 탈수 및 대사성 산증이 발생하고 소변 역류로 인한 이식 췌장염 및 요로 감염, 혈뇨 등이 자주 발생할 수 있기 때문이다. 이러한 합병증이 자주 발생할 경우 방광 문합을 소장 문합으로 전환하는 수술이 필요할 수 있다.

(7) 췌장이식이 망막 합병증에 미치는 영향

췌장이식이 망막 합병증에 미치는 영향에 대한 연구들에선 그 결과가 일관되지 않지만 몇 가지 가능성을 제시하고 있다. 망막 합병증이 호전되기 위해서는 췌장이식 후 적어도 3년은 경과해야 한다. 또한 망막 합병증이 비교적 초기일 때 췌장이식을 받아야 망막 합병증 개선에 더 도움이 될 수 있다. 뿐만 아니라 췌장이식이 황반 부종을 개선시키는 데 효과적인 것으로 보고하고 있다. 하지만 몇몇 연구자들은 췌장이식 후 첫 6개월에서 12개월까지는 망막 합병증이 오히려 악화될 가능성에 대해 언급하였다. 그 기전에 대해서는 명확히 알려진 바가 없지만 췌장이식 후 혈당 조절이 갑자기 정상적으로 되는 것이 망막 세포에 영향을 미치는 것으로 예상하고 있다.

서울아산병원에서 2007년부터 2015년까지 췌장이식을 받은 환자들을 대상으로 시행한 연구 결과에 따르면 대부분의 환자들이 췌장이식 후 망막 합병증이 안정된 상태를 유지하였다. 그러나 이식 전 망막 병증이 불안정한 상태인 경우 이식 12개월 이내에 조기 악화되는 사례들이 관찰되었다. 따라서 췌장이식을 받기 전부터 정기적인 안과 진료를 통해 망막 합병증의 조기 악화 위험성을 예측하고 예방을 위한 치료가 필요하다. 뿐만 아니라 췌장이식 후에도 첫 12개월 동안은 3~4개월마다, 2~3년째까지는 6개월마다 안과 검진을 받아야 하고 3년 후 급성 악화의 소견이 없다면 1년마다 안과 검진을 받는 것이 권장된다.

(8) 췌장이식이 신장 합병증에 미치는 영향

신 · 췌장 동시 이식 환자를 대상으로 시행한 연구에서 이식 받은 신장이 당뇨에 의한 신장 합병증으로 진행되지 않고 정상 사구체 구조를 8년 이상 유지하는 것을 확인하였다. 신장이식 후 1년 이내 췌장이식을 받은 환자에서 당뇨에 의한 신장 합병증이 가역적으로 호전되는 것을 확인한 연구도 보고되었다. 또한 췌장 단독 이식을 받은 환자들에서 당뇨에 의한 신장 합병증의 호전 여부를 관찰한 연구에서는 가역적으로 당뇨 신장병이 호전되는 것을 보고하였다. 반면 고농도의 면역억제제로 인한 신독성으로, 췌장이식 후 신장 합병증이 악화되거나 말기 신부전으로 진행되는 사례들도 보고된 바 있다. 특히 신장이식을 받은 환자가 신기능이 떨어진 상태에서 췌장이식을 받는 경우 이식 후 신장기능의 악화 가능성이 있으므로 이에 대해서는 충분히 의료진과 상의 후 췌장이식 시기를 결정해야 한다.

(9) 췌장이식이 신경 합병증에 미치는 영향

성공적으로 췌장이식을 받은 경우, 1년 후 운동신경과 감각신경 전도에서 호전을 보이고 5년 후 자율신경 기능이 개선되는 것으로 보고되었다. 10년에 걸쳐 추적 관찰하였을 때 췌장이식을 받지 않은 당뇨 환자에 비해 운동 신경은 60%, 감각 신경은 50%, 자율 신경은 45%에서 신경 전도 검사상 호전된 결과가 보고 되었다. 모든 형태의 췌장이식에서 신경 합병증에 의한 증상의 호전을 보였다. 반면 췌장이식 이전부터 말초 신경병증이 진행된 환자에서는 이식 후 고용량의 면역억제제 복용으로 말초 신경병증이 악화되어 마약성 진정제 또는 진통제 중독 위험성이 있을 수 있으므로 이에 대한 모니터링과 관리가 필요하다.

2. 퇴원 후의 건강 관리

1) 퇴원 후 외래 방문

췌장이식 수혜자는 퇴원 후 정기적으로 외래를 방문하여 이식 췌장의 기능을 평가하고, 문제 발견 시 조기에 치료가 이루어지도록 관리해야 한다. 면역억제제 복용 관련 부작용이나 거부반응이 발생하였는지 검진하며, 한편으로는 다른 질병이나 합병증 발생을 예방하면서 이식한 췌장의 생존율을 높일 수 있도록 한다.

퇴원 후 약 3~6개월 정도는 거부반응 발생 빈도가 높은 시기이므로 1주에서 2주 간격으로 외래 진료를 받게 된다. 6개월 이후부터는 이식 췌장이 정상 기능을 유지하고, 면역억제제 부작용 또는 합병증이 없다면 월 1회씩 내원하도록 한다. 채혈검사 시에는 각 항목에 따라 그에 맞는 지침을 잘 따라야 한다. 예를 들면 공복 시 혈당검사가 있는 경우 8시간 금식을 유지하고 면역억제제의 약물농도 측정은 이식 장기의 거부반응을 억제하기 위해 매우 중요하므로 전날 밤 약 복용 후 12시간 지난 시점에 맞춰 채혈한 후 약물을 복용하도록 한다.

2) 감염 예방

이식 후에는 거부반응을 예방하기 위해 면역억제제를 지속적으로 복용해야 한다. 특히 이식 후 3~6개월까지는 이식거부반응의 빈도가 높은 시기여서 고용량의 면역억제제를 투약 받음에 따라 감염 발생의 위험성이 높아진다. 그러므로 이를 예방하기 위해 각별한 주의가 필요하다.

■ 감염 예방을 위한 주의 사항

- 이식 후 3개월까지는 외출할 때 마스크를 착용한다.
- 이식 후 3개월까지는 사람이 많은 극장, 학교, 공항, 역 등의 방문을 제한하고 버스나 지하철 이용을 자제한다.
- 감기 등 감염성 질환이 있는 사람과의 접촉을 피한다.
- 이식 초기에는 흙, 식물, 동물 등과의 접촉도 삼가야 한다.

- 일상적인 일(청소, 정원 가꾸기)은 큰 문제가 없지만 먼지 중에 나오는 균을 조심하기 위하여 장갑과 마스크를 착용하고 시행한 후에는 손을 깨끗이 씻는다.
- 수리 중이거나 신축 중인 건물에는 가능하면 출입하지 않는다.
- 외출 후 돌아오면 샤워를 하여 청결을 유지한다.
- 항상 손을 깨끗이 씻으며 환자와 접촉하는 가족도 손을 자주 씻는다.
- 상처가 나거나 다친 경우 곧바로 상처를 소독하고 병원을 방문한다.
- 기침 또는 고열이 있는 경우 이식팀에 즉시 연락한다.
- 튜브나 배액관을 보유하고 있는 경우 통목욕은 금한다.
- 예방접종은 이식주치의와 상담 후 시행하도록 한다. 대부분 사균을 이용한 예방접종은 수술 후 6개월 지나면 가능하고 생균에 대한 예방 접종은 금기이다.
- 날음식(어패류나 육류) 또는 비위생적인 음식을 섭취하지 않는다.
- 구강 위생을 철저히 하며 규칙적으로 치과를 방문한다.
- 피부에 생긴 종기 혹은 병변, 귀의 염증 등도 반드시 병원에 내원하여 상담과 치료를 받아야 한다.

3) 투약

이식 후에는 반드시 의사의 지시에 따라 약물을 복용하고 정확한 투여방법 등을 알고 있어야 한다. 또한 복용 중인 약물들의 작용과 부작용을 숙지하여 문제 발생 시 즉각적으로 대응해야 한다. 면역억제제는 이식 췌장이 기능하는 동안 평생 복용하며 혈중 농도에 따라 투여량이 조절되어야 한다. 면역억제제 복용은 절대 중단해서는 안 되고, 복용 직후 구토를 한 경우에는 약을 재복용한다. 구토 증세나 다른 이유로 약을 복용할 수 없을 때에는 이식팀에 연락하여 상의하도록 한다. 설사, 구토를 하면 면역억제제의 혈중 농도가 증가되거나 감소될 수 있으므로 혈중 약물 농도 검사를 빠른 시간 내 시행하고 적절한 약물 투여량을 확인할 수 있도록 병원을 방문한다. 외래 방문 시 남아 있는 약, 부족한 약을 확인하고 필요한 양을 처방 받는다. 항상 여유분의 면역억제제를 소지할 것을 권장한다.

4) 일상생활 관리

이식 후 3~6개월까지는 매일 체중과 혈압 등을 규칙적으로 확인하고 기록한다. 수술봉합 부위에 무리가 되는 무거운 짐을 직접 들지 않도록 조심한다.

이식 3개월 후 직장, 학교와 사회로의 복귀를 권장하며 임신과 사회복귀 시기 등은 주치의와 상담 후 결정한다. 미용, 성형외과, 치과 치료(스케일링) 등은 되도록 이식 후 3~6개월 정도 지난 후 이식 주치의와 상의를 거쳐 적절한 치료시기를 결정한다.

면역억제제와 스테로이드 등의 영향으로 피부가 예민해지고 피부암 위험이 높아질 수 있으므로 외출이나 야외활동 시 자외선 차단제를 바르고 선글라스, 모자, 긴소매 셔츠를 착용하는 것을 권한다.

운전은 보통 1개월에서 2개월 이후에 할 것을 권하며 복부 상처가 아물고 1시간 이상 앉아 있는 자세가 불편하지 않을 때 시작한다. 장거리 운전 시에는 가급적 1~2시간마다 5분에서 10분 정도 휴식을 취하는 것을 권장한다.

해외여행은 주치의와 상의한 후 환자의 병력상태를 정리한 소견서를 지참하고 면역억제제를 충분히 소지하고 가도록 한다.

음주와 흡연을 금한다.

5) 식이 관리

일반적으로 규칙적인 식사와 충분한 수분 섭취를 하는 것이 중요하다.

이식 후 약 4~6주 정도는 수술 회복기로 상처회복, 감염 예방과 약물 복용 관련 부작용을 최소화하기 위해 적절한 영양을 섭취하도록 한다. 이식 후 3개월까지는 육류, 생선 등은 익혀서 먹을 것을 권하고 채소나 과일은 흐르는 물에 여러 번 세척한 후 조리하거나 섭취한다.

식사 전 손을 씻고 음식물의 유통기한을 잘 확인하며 위생적으로 보관하도록 한다.

면역억제제 복용으로 혈압이 상승하고 체내에 수분이 쌓일 수 있으므로 짠 음식은 피하도록 한다. 약물의 대사와 합성, 배설이 원활하게 이루어지도록 수분 섭취는 하루 8~12컵(1600~2400cc) 정도를 권한다. 면역억제제와 상호관계 등이 검증되지 않은 민간요법이나 체질개선 식품은 섭취하지 않도록 한다.

한약, 약용식품(약초, 굼벵이, 가시오가피, 인진쑥, 뱀술, 알로에 생즙, 고로쇠 물, 목초

액기스, 인삼, 당귀, 황기, 엉겅퀴, 봉황삼버섯 등)의 복용을 금한다. 자몽, 오미자 등은 면역억제제 대사에 관여해 혈중 약물 농도를 변화시킬 수 있으므로 약과 함께 복용하지 않도록 한다.

6) 운동

운동은 면역억제제 등 약물 복용으로 인한 근력의 약화를 방지하고 체지방과 과체중에 따른 위험 질환 발생을 예방한다. 더불어 이식 관련 심리적 불안과 스트레스를 경감시켜 주는 효과가 있다. 초기에는 가벼운 운동부터 시작하여 점차 강도를 높이는 것이 좋으며 식후 1시간 후 가장 춥거나 더운 시간을 피하여 시행한다. 걷기, 조깅, 수영, 자전거 등과 같은 유산소 운동은 심혈관계 기능을 향상시키고 체지방을 감소시키는 효과가 있으며 1주일에 3~5회, 30~40분 이상 시행할 것을 권장한다. 근력 약화 예방을 위해 적절한 강도의 근력 강화 운동도 시행할 수 있다. 축구, 태권도, 씨름 등과 같은 신체 접촉이 잦거나 심한 운동 또는 윗몸 일으키기 등과 같이 복부 근력을 사용하는 운동은 이식 초기 3~6개월까지는 조심해야 한다.

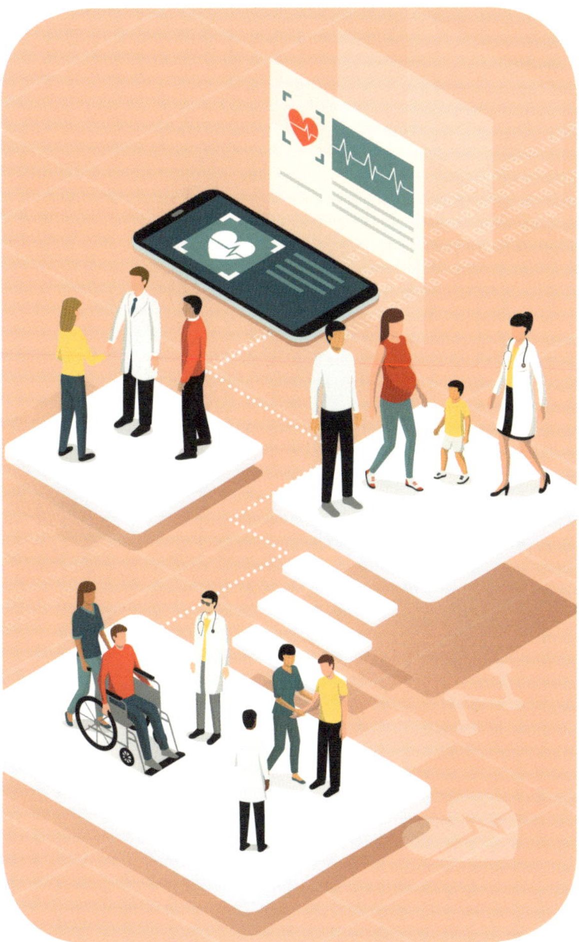

7) 성생활과 임신

이식 후 약 1~2개월 이후에는 불편감을 느끼지 않는 정도에서 성생활을 시작할 수 있다.

여성 수혜자의 경우 감염, 혈전증, 고혈압 등 합병증이 발생할 수 있는 자궁 내 장치 삽입 또는 피임약 복용을 피해야 하고 배우자의 콘돔 사용이나 배란 주기를 이용한 피임 방법을 권장한다.

남성 수혜자의 경우 고혈압 약물 사용에 따른 발기부전증이 발생할 수 있으므로 발기부전이 지속되면 의료진과 상의 후 적절한 조치를 받도록 한다. 성교 시 감염예방을 위하여 성관계 전후로 청결을 유지하도록 한다.

임신은 이식 후 1~2년 정도 지난 다음 이식췌장이 안정적이고 정상적으로 기능하고 거부반응과 고혈압 등 다른 위험질환이 없는 상태에서 의료진과 상의한 후 계획할 수 있다.

국내에서는 2008년 1월에 서울아산병원에서 뇌사기증자 신 · 췌장 동시 이식을 받은 여성 수혜자가 건강한 남아를 임신하여 2010년 9월 자연분만한 이래로 현재까지 췌장이식 여성 수혜자 7명의 임신-출산 사례가 있었다. 이식 후 임신은 산전 진찰을 지속적으로 받도록 하며 복용 면역억제제의 재조정이 필요하다. 분만 후 모유수유는 권장하지 않는다.

8) 응급상황 대처

다음과 같이 급성 거부반응 또는 감염 등을 의심할 만한 증상이 나타날 경우 곧바로 장기이식센터로 연락하거나 진료를 받아야 한다.

■ 응급상황에 해당하는 증상

- 38도 이상의 고열과 심한 오한
- 극심한 두통과 근육통
- 이식췌장 주변으로 불편한 압통이 느껴질 때
- 혈당조절이 되지 않을 때
- 소변양이 갑자기 1리터 이하로 줄었을 때
- 몸이 붓거나 체중이 증가할 때 (1kg/일 이상 또는 2kg/주 이상)
- 구토, 설사, 복통이 생기거나 대변에 피가 섞여 나올 때

제4장

췌장이식 A to Z

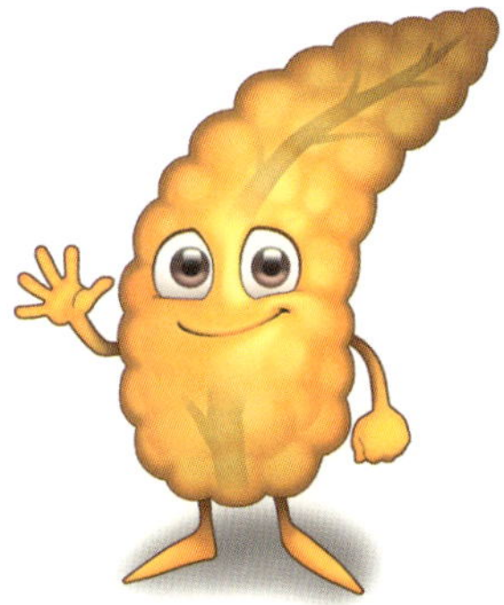

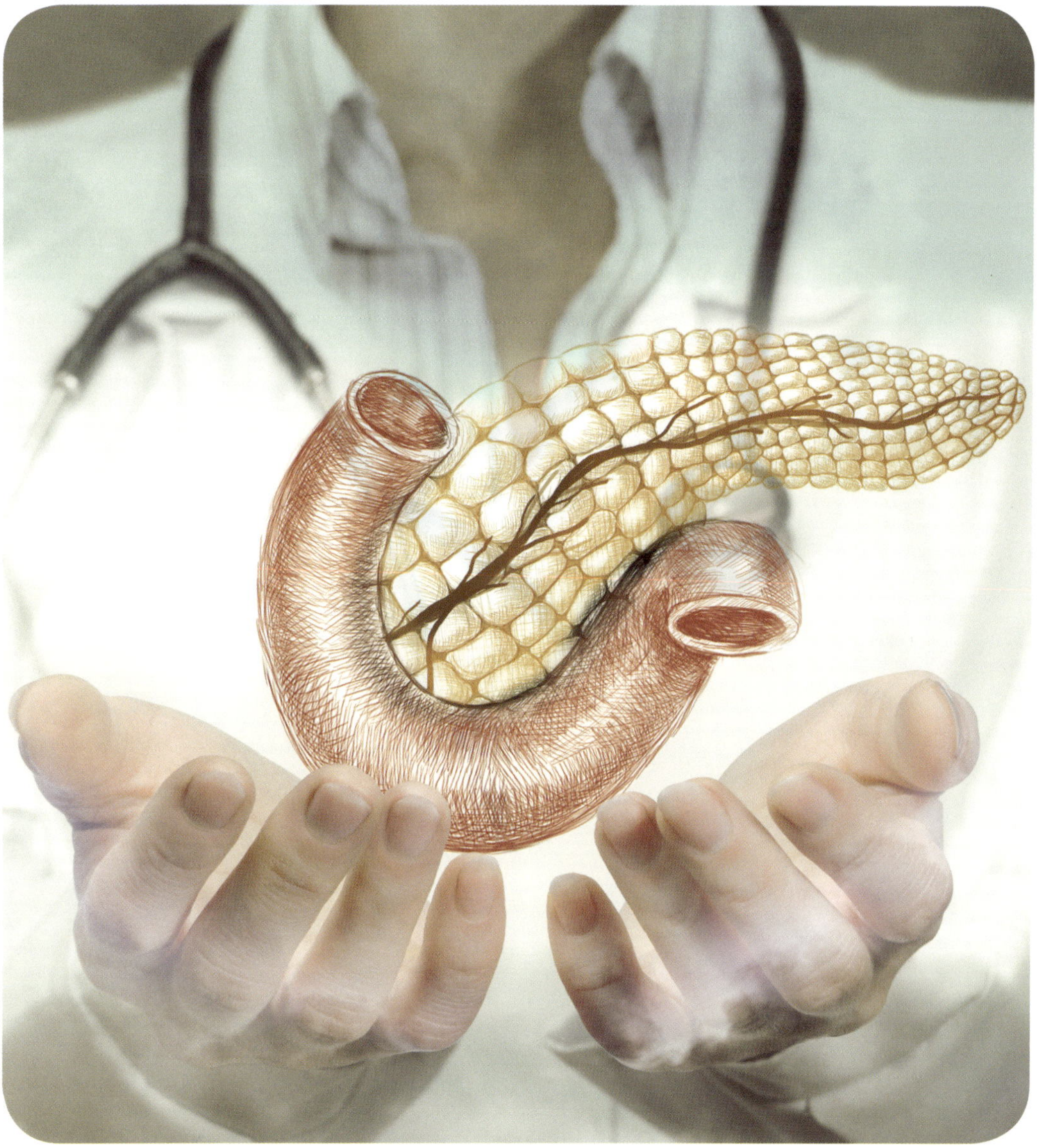

제4장 **췌장이식 A to Z**

1. 췌장이식 관련 궁금한 점들

Q) 췌장이식 수술비용은 얼마인가요?

A) 대략 2,500만원~3,000만원 정도입니다.

Q) 제2형 당뇨병도 췌장이식 수술을 할 수 있나요?

A) 결론적으로는 가능합니다. 췌장이식의 대상이 되는 제2형 당뇨병 환자는 비만하지 않고 (BMI 25 이하), 인슐린을 써야만 혈당이 조절되는 환자입니다. 비만한 상태이고 우선 체중조절로 인슐린 사용을 끊을 수 있다면 이식 수술의 대상이 아닙니다. 그러나 제1형 당뇨병과 제2형 당뇨병의 구분이 쉽지 않은 경우가 있고, 제2형 당뇨병이라 하더라도 인슐린 분비장애를 수반하여 인슐린을 사용해야 하는 경우에는 췌장이식의 대상이 됩니다. 참고로 서울 아산병원에서 실시한 제1형 당뇨병과 제2형 당뇨병 환자의 비율은 제1형이323명(71.3%), 제2형이 130명(28.7%) 이었고, 췌장이식 생존율은 아래 〈표 1〉과 같습니다.

<표 1> 서울아산병원 제1형 당뇨병과 제2형 당뇨병에서의 췌장이식 생존율 (총 453명)

	1 년	3 년	5 년	10 년
1형 당뇨병 (323명)	93.4%	86.2 %	82.7 %	78.4 %
2형 당뇨병 (130명)	93.5%	93.5 %	87.4 %	77.6 %

Q) 췌장이식을 한 후에도 임신할 수 있나요?

A) 수술 후 최소 1~2년이 지나 이식된 신장과 췌장의 기능이 안정된 상태에서 가능합니다. 서울아산병원에서 2008년 1월에 뇌사기증자 신 · 췌장 동시 이식을 받은 여성 수혜자가 2010년 9월에 자연분만으로 건강한 남아를 임신-출산에 성공한 이래 현재까지 췌장이식 여성 수혜자 7명의 임신-출산 사례가 보고되고 있습니다.

Q) 췌장이식은 뇌사자 이식만 가능한가요? 생체로 이식할 수 있는 방법도 있나요?

A) 생체로도 이식이 가능합니다. 다만 생체로 이식하는 경우 조건이 매우 엄격합니다. 뇌사자 이식이 주로 시행되고 있으나 장기기증자 부족으로 인해 가족 간의 생체 이식도 일부 시행되고 있습니다.

서울아산병원에서는 현재까지 췌장이식 환자 460여 명 중 21명에서 생체이식이 시행되었습니다. 생체이식은 당뇨병으로 신부전증이 발병하여 신 · 췌장 동시 이식 대상이 된 경우 가족 간의 신 · 췌장 기증으로 이식 방법을 고려할 수 있습니다. 모든 생체이식에서 공통적으로 췌장 기증 후 기증자에서 당뇨병이 발병해서는 안 되기에 생체기증자의 수술 전 적응대상 선정은 상당히 엄격히 규제되어 조사됩니다.

당뇨병은 가족력의 영향을 많이 받으므로 가족력 상 환자 이외에는 당뇨병이 없어야 하고 기증자의 연령이 수혜자의 당뇨병 발병 연령에 10세를 더한 그 이상의 연령이 되어야 합니다. 혈액검사 상 당뇨병의 소인이 없어야 하며 당뇨병을 야기하는 자가면역 항체도 없어야 합니다.

이러한 생체 기증자 이식의 장점은 유전자 일치도를 높여 수술 후 거부반응의 빈도를 낮추고 특히 항체 형성으로 기증자를 찾기 어려운 경우 조직 적합도를 높이거나 탈감작을 시도하여 수술을 가능하게 합니다. 최근 신장이식에서의 ABO 혈액형 부적합 수술 시행이 보편화되면서 췌장이식의 경우 또한 가능해졌고 현재 서울아산병원에서 ABO 혈액형 부적합 신이식을 활발히 시행하고 있고 생체 췌장이식에서도 시행하고 있습니다.

아울러 생체 기증자 이식은 밤중에 이뤄지는 뇌사자 응급수술이 아니기 때문에 사전에 충분히 계획하고 준비한 다음 낮에 여유를 갖고 시행한다는 장점도 가지고 있습니다.

다음 〈표 2〉에서 확인할 수 있듯이 생체 췌장이식에서는 췌장단독이식의 성적이 동시이식에 비해 떨어지므로 동시이식만 권장합니다.

<표 2> 서울아산병원 생체 신 · 췌장 동시 이식과
췌장 단독 이식에서의 췌장이식 생존율 (총 21명)

	1 년	3 년	5 년	10 년
신 · 췌장 동시 (15명)	91.7%	83.3 %	83.3 %	83.3 %
췌장 단독 (6명)	50.0%	33.3 %	16.7 %	

Q) 당뇨 합병증이 진행되었는데, 췌장이식을 받을 수 있나요? 췌장이식 후 합병증은 회복될 수 있나요?

A) 당뇨병은 망막, 신경, 신장에 3대 합병증을 수반합니다. 신장 합병증이 있는 경우 신 · 췌장 동시이식으로 신장기능을 회복할 수 있습니다. 기타 합병증은 회복될 수 있으나 진행 정도에 따라 회복 가능성은 각자 다릅니다. 초기일수록 회복 가능성이 높습니다.

Q) 우리나라에서 췌도(췌장 도세포) 이식은 가능한가요?

A) 서울아산병원에서는 1999년 국내 최초로 췌도 자가이식을 시행하였고 이후 뇌사자에서의 췌장 동종이식 (allograft)을 시도하였으나 시술 후 인슐린을 끊지 못하였습니다. 이 수술의 장점은 췌장에서 인슐린을 생성하는 췌장 도세포를 체외에서 분리하여 수혜자의 간에 이식함으로써 그 수술이 간편하고 용이하여 장기이식에 따른 여러 가지 수술적 합병증을 피할 수 있고 세포 이식으로 여러 가지 면역 반응의 조절이나 억제 방법의 적용이 가능하다는 점입니다. 그러나 아직 췌장 도세포 이식은 도세포 체외 분리과정의 어려움과 그 과정에서의 도세포의 손실, 이식직후 도세포 생존율의 급격한 감소 및 수술 후 기능 추적의 어려움 등으로 성공률이 저조하여 더 많은 경험과 노력을 요합니다.

머지않아 돼지의 췌장 도세포 이식이 가능해지면 공급 부족을 해결하는 데 큰 역할을 할 것으로 기대하며 인체 줄기세포를 이용한 췌장 도세포 생성은 또 다른 단계의 이식원을 제공할 것입니다. 그러나 이러한 분야도 향후 극복해야 할 장애물이 많으므로 더 오랜 시간을 기다려야 할 것입니다.

Q) 신장이식 후 췌장이식은 언제가 좋은가요?

A) 신장이식 후 췌장이식은 신장이식 후 당뇨병으로 인한 인슐린 사용의 어려움이나 혈당 조절의 어려움, 그리고 당뇨병으로 인한 이식신장의 기능 저하를 염려하여 췌장이식을 시행하게 됩니다.

신장이식 후 시간이 지나 신기능이 떨어진 상태에서 췌장이식을 하게 되면 췌장이식 수술 후 고농도의 면역 억제제사용으로 인해 신기능 저하가 우려 됩니다. 따라서 신기능이 정상으로 유지되는 경우 췌장이식의 대상이 됩니다.

췌장이식 후 신장과 췌장 이식 성공률을 볼 때 신 · 췌장 동시이식을 시행한 경우(뇌사기증자로부터의 신 · 췌장이식이거나, 신장은 가족간 이식이고 췌장은 뇌사자이식) 가장 우수한 성적을 보입니다. 따라서 신 · 췌장 동시이식이 어려우면, 신장이식 후 3개월 정도 수술로부터 회복된 이후 가능한 빠른 시일 내 췌장이식을 시행함이 더 좋은 성적을 기대할 수 있겠습니다.

2. 이식환자들의 건강 관리 후기

송○식 氏 [2000년 7월, 신·췌장 동시 이식]

안녕하세요. 2000년 7월에 신장과 췌장을 동시에 이식하고 현재 췌장이식 환우회장을 맡고 있는 송○식이라고 합니다. 제가 우리 환우회를 대표해서 다시 한 번, 한덕종 교수님을 비롯한 모든 아산병원 의료진들께 감사 인사를 드립니다. 아울러 이 자리에서, 현재 19년 11개월차인 제가 건강을 유지하는 방법 세 가지를 말씀드리겠습니다.

첫 번째는 모든 의료진들께서 늘 강조하듯이, 면역억제제를 잘 복용하는 것입니다.

지금까지 20년 가까운 시간동안 저는 면역억제제를 단 한 번도 빠트린 적이 없습니다. 또한 한 박사님 말씀 잘 듣는 게 건강을 유지하는 비결이라고 생각하시면 됩니다. 먹지 말라는 것 먹지 않고, 먹으라는 것 먹고, 하지 말라는 것 하지 않고, 하라는 것 하고. 그러면 됩니다. 간단하지요. 대개 이식받으신지 얼마 안 된 분들은 이식 후 관리에 대해 굉장히 어렵게 생각하시는 경향이 있는 것 같습니다. 환우회 카페나 밴드에 올라오는 글들을 보면, "이거 해도 돼요?", "저거 먹어도 돼요?", "반려견 키워도 돼요?" 등등 여러 질문들을 하시는데, 저 같은 경우에는 다 하지 말라고 합니다. 한 박사님이 하지 말라고 하는 것은 하지 않는 게 정답입니다. 다른 곳에 더 물어볼 필요도 없어요. 재차 강조하지만 면역억제제 잘 챙겨 드시고, 자기에게 맞는 식사 하십시오. 외식은 삼가는 편이 좋습니다. 아무래도 바깥 음식은 간이 좀 세고 조리 방법도 알 수 없으니까요. 그래서 저는 되도록 집에서 조리해 먹습니다.

두 번째 노하우는 운동입니다.

저는 운동을 좀 과하다 싶을 정도로 합니다. 하루 두 시간씩, 일주일이면 다섯 번 이상

헬스장에서 근력운동을 열심히 하고 있습니다. 우리 환우들에게도 자주 말씀 드리지만, 저는 목숨 걸고 운동을 합니다. 왜냐하면 다시는 20년 전으로 돌아가고 싶지 않기 때문이에요. 이식 환우님들 모두 공감하실 겁니다. 당뇨병과 싸우고, 후유증에 절망하고, 무기력하게 누워 투석을 받아야 하는 그 시절로 돌아가고 싶지 않으시잖아요. 운동하시고 약 잘 드십시오. 그러면 과거로 돌아가지 않을 수 있습니다. 간단하지요? 초창기에는 저도 시행착오가 있었습니다. 수술도 여러 번 했고 입원도 많이 했지요. 그렇게 5년 10년 지나고 보면 '아, 그때 겪은 고생은 아무 것도 아니었구나!'를 깨닫게 됩니다. 지금 생각하면 민망하고 우스울 정도예요. 현재의 저는 굉장히 긍정적인 마인드로, 약 잘 챙겨 먹고 식이요법 잘 지키고 운동도 열심히 하면서 건강을 유지하고 있습니다.

조금 독특하다 느끼시겠지만 저만의 건강 비결 세 번째는, 하루 한 번씩 신장을 쓰다듬는다는 것입니다. 저는 마른 체형이고 뱃살이 없어서, 살갗 아래 신장이 비칩니다. 매일 손으로 그곳을 쓰다듬으면서 우리 의료진 생각도 하고 저에게 장기를 주신 기증자를 떠올리기도 해요. 그러면서 이런 생각과 다짐을 합니다. "이분들을 위해서라도 관리를 열심히 해야겠구나." 하고요.

나아가 저는 뇌사자 장기 이식 홍보 일도 하고 있습니다. 보다 많은 환우들의 보다 건강한 삶을 위하여, 이식의 중요성을 널리 알려야 합니다. 여러분들 긍정적인 마음으로 생활하시고, 꼭 살아야겠다는 의지로, 여러 사람들에게 감사하는 마음 갖는다면, 이식받은 이 소중한 장기를 20년 30년, 아니 50년도 더 쓸 수 있을 겁니다. 이생에서는 다시 인슐린 맞지 않고 투석하지 맙시다. 우리나라 평균 수명이 팔십 안팎이라고 하지요. 약속드립니다. 남은 인생동안 이식받은 장기 잘 써서, 제가 30년 후에 이곳에 50년 소감을 발표하겠습니다.

김○영 氏 [2010년 6월, 신·췌장 동시 이식 / 무수혈 수술]

저의 경우, 이식받은 장기가 지금까지 잘 관리되고 있는 이유는 두 가지라고 생각합니다. 첫째는 의사의 지시를 잘 따르는 것, 그리고 두 번째는 무수혈 수술 덕분입니다.

의사의 지시사항에는 면역억제제 양과 복용 시간 준수, 환자의 장기 생존력을 높이기 위한 정기적인 운동과 좋은 식습관, 규칙적인 생활이 있습니다. 이중 가장 중요한 것은 면역억제제의 정확한 양과 복용시간 준수인데요. 우리 체내에 약물 농도가 일정하게 유지되어, 이식받은 장기가 손상되지 않도록 많은 환자분들이 열심히 노력하고 계시잖아요. 처방받은 복용약을 의사의 지시 없이 일시 중단하거나 면역억제제의 양을 임의적으로 줄이는 것은 이식받은 장기를 포기하는 것과 같습니다. 의사 선생님을 신뢰하고 면역억제제를 정확히 복용하는 것이 장기생존력을 높이는 지름길입니다.

또 하나 덧붙이자면 이식 환우들과의 정보 교류를 꼽고 싶습니다. 제 경우 이식 9년차에 접어들면서 신장 기능이 점점 떨어지고 있었습니다. 그래서 고민이 많았는데, 이식 환우들의 조언을 듣고 답을 찾게 되었어요. 먼저 산에 가서 운동을 시작했습니다. 놀랍게도 6개월이 지나자 크레아티닌 수치가 2.3에서 1.7로 떨어지더군요. 지금도 잘 유지 중입니다. 일주일에 180~260분 운동을 목표로 세웠고요. 그중 120분 동안 산이나 평지 길을 걷습니다. 나머지 시간은 근력을 강화하는 데 투자해요. 취침 전 실내자전거 타기도 거르지 않습니다. 또한 신장 피로도를 낮추기 위해 단백질 제한식을 하고 있으며, 저염식 위주로 식습관을 관리하고 있습니다.

마지막으로 무수혈 수술에 대해 말씀드리겠습니다. 한박사님 도움으로 저는 무수혈 이식 수술 첫 사례로, 뇌사자 췌장과 어머니의 신장을 이식받았습니다. 수술 다음 날 제가 자력으로 일어나 병실 문을 열고 나왔을 때, 스테이션 의료진들이 놀라 벌떡 일어나던 기억이 생생하네요. 정말 중요한 것은 긍정적인 마음가짐과 바람직한 생활 습관 유지입니다. 여러분, 저와 함께 오래오래 장기 건강 유지합시다.

당뇨병 완치에 이르는 길

췌장이식의 기적

초판 1쇄 인쇄 2020년 7월
초판 1쇄 발행 2020년 7월

기획 (주)디지아이 T. 02)2277-7072 dgi2277@naver.com
표지/편집디자인 김지영
발행인 한덕종 ㅣ 서울아산병원 신장 · 췌장이식팀

펴낸곳 영창출판사 (www.orthobook.com)
등록 제 2012-000028호
주소 서울시 영등포구 63로 32, 1114호(여의도동, 라이프콤비빌딩)
전화 Tel. 02-926-3223 Fax. 02-924-3227
대표메일 webmaster@orthobook.com

ISBN 978-89-92676-83-0 93510

이 책의 판매수익금 일부는 APITA에 기부됩니다.

책값은 뒤표지에 있습니다.
파본은 구입하신 서점에서 바꿔드립니다.